汉竹编著·亲亲乐读系列

宝宝生病怎么办

儿童常见病家庭护理与急救

曾少鹏 主编

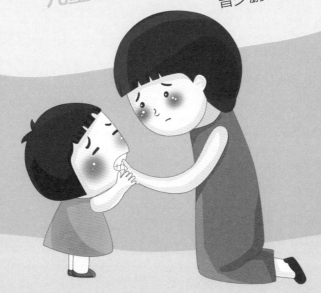

江苏凤凰科学技术出版社·南京

图书在版编目（CIP）数据

宝宝生病怎么办：儿童常见病家庭护理与急救 / 曾少鹏主编 . — 南京：江苏凤凰科学技术出版社，2023.08
ISBN 978-7-5713-3566-3

Ⅰ . ①宝… Ⅱ . ①曾… Ⅲ . ①小儿疾病－常见病－诊疗 Ⅳ . ① R72

中国国家版本馆 CIP 数据核字 (2023) 第 088064 号

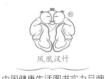

中国健康生活图书实力品牌

宝宝生病怎么办：儿童常见病家庭护理与急救

主　　　　编	曾少鹏	
全 书 设 计	汉　竹	
责 任 编 辑	刘玉锋　黄翠香	
特 邀 编 辑	李佳昕　张　欢	
责 任 校 对	仲　敏	
责 任 监 制	刘文洋	

出 版 发 行	江苏凤凰科学技术出版社
出版社地址	南京市湖南路 1 号 A 楼，邮编：210009
出版社网址	http://www.pspress.cn
印　　　刷	南京新世纪联盟印务有限公司

开　　　本	720 mm × 1 000 mm　1/16
印　　　张	10
字　　　数	200 000
版　　　次	2023 年 8 月第 1 版
印　　　次	2023 年 8 月第 1 次印刷

标 准 书 号	ISBN 978-7-5713-3566-3
定　　　价	39.80 元

图书印装如有质量问题，可随时向我社印务部调换。

编辑导读

宝宝无缘无故发热怎么办？

宝宝咳嗽老不好怎么办？

宝宝患病时该吃些什么？

宝宝磕伤了、噎着了该怎么实施急救措施？

……

宝宝一出现发热、咳嗽等症状，大多数家长就会不知所措，以为宝宝身体出现了很大的问题，往往第一时间选择就医。去看医生不失为一种简单直接的方法，但是对于有些宝宝来说，频繁进出医院更易引起交叉感染。宝宝患病时，家长首先要做的是：根据宝宝的状态积极采取相应的护理措施，缓解宝宝的病痛，同时仔细观察宝宝病情走向，必要时及时就医。

家长平时也要为宝宝做好预防和护理，帮助宝宝养成良好的生活习惯，可有效减少宝宝患病的概率。

此外，因为宝宝还很小，难免受到磕碰等意外伤害，故书中列举了宝宝经常遇到的意外伤害及其紧急处理办法、预防办法，比如，被蜜蜂蜇伤、触电、误吞异物、烧（烫）伤等。让家长遇到紧急情况不慌张、冷静应对，将伤害降至最低。防患于未然，是每位家长应该重视的事情。

目录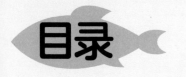

第一章
治病不如防病，这样做宝宝更健康

提高宝宝免疫力........................2
母乳喂养，提供宝宝生长发育的
免疫物质................................2
多户外活动，提高免疫力...............2
保证充足的睡眠，让宝宝更健康.........3

妈妈懂营养，宝宝少生病...............4
必需脂肪酸............................4
蛋白质................................4
维生素 C..............................5
维生素 A..............................6
维生素 E..............................6
锌....................................6
要注意宝宝营养缺失的信号.............7

远离传染源，预防呼吸道疾病...........8
加强宝宝生活管理的三种方式...........8

正确喝水才能更健康...................9
6 个月以内宝宝不需额外喂水...........9
宝宝满 6 个月要及时补充水分...........9

一到换季就生病？四季防护这样做.....10
春季不要急着给宝宝脱衣服............10
夏季要特别注意饮食卫生..............10
秋季不要急着为宝宝增添衣物..........11
冬季注意预防呼吸道疾病..............11

第二章
宝宝生病了，如何正确应对

宝宝常见的急重症....................14
带宝宝就医时的注意事项..............15
给宝宝喂药，能把药混到奶里吗........15
教您几招，轻松给宝宝喂药............16
姿势和方法非常重要..................16
喂药时，捏宝宝鼻子是不对的..........17

退热药怎么选........................18
根据宝宝年龄选择退热药..............18
宝宝的精神状况比体温数值更重要......18
不同的退热药最好不要同时使用........18

宝宝腹泻，搞清原因再用药............19
婴幼儿腹泻的几种类型................19

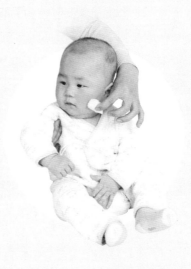

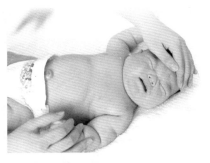

第三章
儿童常见病

宝宝能用成人药吗......20

儿童药物动力学特点......20

小儿药物剂量计算方法......20

谨慎选择用药品种......20

如何正确看待宝宝用抗生素......21

正确使用抗生素......21

防止滥用抗生素......21

滥用抗生素的危害......21

输液、吃药，宝宝生病首选哪个......22

输液更易引发不良反应......22

要当心输液常见不良反应......22

输液耗时费钱......22

输液过多引起人体的免疫力下降......22

宝宝皮肤病高发，应如何选择药膏......23

痱子......23

湿疹皮炎......23

丘疹性荨麻疹......23

用过的药下次还能用吗......24

怎么看待疫苗......24

疫苗有多种类型......24

预防接种反应......25

不宜接种疫苗的儿童......27

自费的疫苗要不要打......27

接种疫苗就不会得这种病了吗......27

发热......30

发热不是疾病！它是疾病的一种症状......30

与发热相关的常见疾病......31

怎样给宝宝正确测量体温......32

水银体温计碎了怎么办......32

不同年龄段宝宝发热的护理......33

注意捂热综合征和低热......34

如何有效使用物理降温......34

什么是热性惊厥......36

热性惊厥的症状......36

热性惊厥发生时如何护理宝宝......36

热性惊厥的原因......36

退热是关键......38

预防宝宝热性惊厥的办法......38

高热超过 5 天，谨防川崎病......39

川崎病的典型临床表现......39

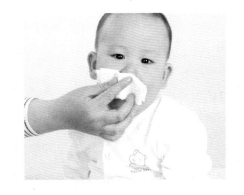

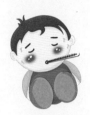

感冒 **40**

普通感冒和流行性感冒 40

不要给宝宝乱吃感冒药 42

宝宝感冒时的护理方法 42

流感的预防 44

为什么宝宝总反复感冒 45

咳嗽 **46**

如何分清咳嗽的性质 46

与咳嗽相关的常见疾病 47

宝宝咳嗽时的护理方法 48

咳嗽期间的饮食安排 49

夜间咳嗽应就医 50

不要给4岁以下的宝宝服用止咳药 50

宝宝有痰咳不出怎么办 51

腹泻 **52**

什么情况下叫腹泻 52

怎么区分宝宝腹泻是细菌性还是病
毒性 52

宝宝腹泻时的护理方法 53

宝宝腹泻，预防脱水是关键 54

腹泻期间更要加强营养 55

便秘 **56**

几天不拉便便算是便秘吗 56

宝宝便秘的原因 56

宝宝便秘时的护理方法 57

预防小儿便秘的好方法 58

益生菌和膳食纤维，帮助宝宝肠蠕动 58

快速解除便秘的小妙招 59

积食 **60**

宝宝积食的原因 60

谨防越积食越能吃 60

宝宝积食时的护理方法 60

避免走入护理误区 61

宝宝积食的预防 61

消除宝宝积食的推拿法 62

呕吐 **64**

宝宝呕吐的原因 64

呕吐最大的危害是脱水 65

宝宝呕吐时的护理方法 65

肺炎 **66**

宝宝患肺炎的原因 66

肺炎有一定的传染性 66

宝宝肺炎时的护理方法 66

特殊类型肺炎：毛细支气管炎 67

预防宝宝肺炎有方法 67

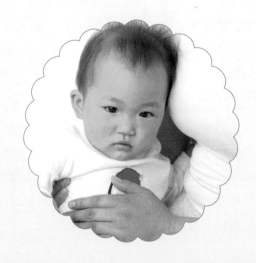

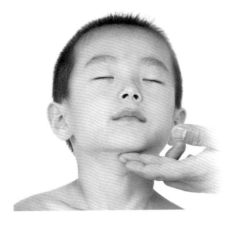

消化不良 68

宝宝消化不良的原因.................68

宝宝消化不良的护理方法.........69

长期消化不良的危害.................69

湿疹 70

宝宝患湿疹的原因.....................70

湿疹宝宝的护理方法.................70

怎么给湿疹宝宝润肤保湿和洗澡 71

湿疹不会传染.............................71

偏食、厌食 72

偏食、厌食的原因.....................72

偏食、厌食宝宝的护理方法 72

几招让宝宝爱上吃饭.................73

幼儿急疹 74

幼儿急疹的原因.........................74

幼儿急疹的护理方法.................74

区分幼儿急疹与其他皮疹很重要 74

幼儿急疹有传染性.....................75

及时治疗，警惕并发症.............75

扁桃体发炎 76

扁桃体反复发炎的原因.............76

患扁桃体炎宝宝的护理方法 77

急性扁桃体炎的危害.................77

培养好习惯，预防扁桃体炎 77

过敏 78

宝宝过敏的原因.........................78

过敏宝宝的预防和护理方法 79

易导致过敏的食物.....................79

哮喘 80

哮喘的症状.................................80

宝宝患哮喘的原因.....................80

哮喘宝宝的护理方法.................80

建议进行吸入治疗.....................81

测试过敏原，让宝宝尽量远离 81

尘螨导致的哮喘在我国很常见 81

过敏性鼻炎 82

过敏性鼻炎的症状.....................82

过敏性鼻炎宝宝的护理方法 82

过敏性鼻炎的原因.....................82

如何区分过敏性鼻炎和感冒 83

过敏性鼻炎的预防.....................83

小儿肠绞痛 84

小儿肠绞痛的症状.....................84

小儿肠绞痛的原因.....................84

肠绞痛的护理方法.....................85

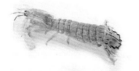

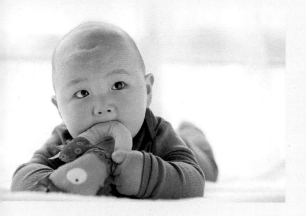

竖抱宝宝缓解肠绞痛.................................85
尝试将奶粉换成适度水解奶粉...............85
多数宝宝 3~4 个月可自行缓解..............85

小儿夜惊...86
小儿夜惊的症状.......................................86
小儿夜惊的原因.......................................86
小儿夜惊的护理方法...............................87

手足口病...88
患手足口病的原因...................................88
宝宝患手足口病的护理方法...................88
手足口病是可以预防的...........................89
患手足口病的宝宝不需要禁忌鱼、虾、
蛋、奶...89

夜磨牙...90
夜磨牙的原因...90
夜磨牙宝宝的护理方法...........................91
饮食均衡营养很重要...............................91

龋齿...92
宝宝患龋齿的原因...................................92
龋齿的预防方法.......................................92

要拔乳牙吗...93
龋齿的危害...93
宝宝长牙发热、不睡觉如何应对...............93

缺铁性贫血...94
宝宝患缺铁性贫血的原因.......................94
缺铁宝宝的护理方法...............................94
缺铁性贫血的预防...................................95

小儿肥胖...96
小儿肥胖的标准.......................................96
小儿肥胖的原因.......................................96
小儿肥胖的危害.......................................96
小儿肥胖的护理方法...............................97
合理的饮食,让宝宝更健康...................97

佝偻病...98
患佝偻病的原因.......................................98
佝偻病的护理方法...................................98
小儿佝偻病的预防...................................99
每天摄入多少钙才不缺钙呢...................99

小儿甲状腺肿...100
甲状腺肿的原因.......................................100
甲状腺功能亢进症有哪些表现...............101
如何预防碘不足或过量...........................101

过敏性紫癜...102
过敏性紫癜的症状...................................102
过敏性紫癜诊断标准...............................103

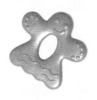

过敏性紫癜的护理方法 103
过敏性紫癜的预防 103

儿童糖尿病 104
患糖尿病的原因 104
儿童糖尿病的护理方法 104
糖尿病的典型症状 105
糖尿病酮症酸中毒怎么办 105
儿童糖尿病的饮食调节 105

儿童高血压 106
儿童血压明显升高后的症状 106
引起高血压的原因 106
一旦确诊高血压，应积极查找病因 107
低盐口味从娃娃开始养成 107
儿童高血压的护理方法 107

生长痛 108
生长痛的症状 108
生长痛的原因 108
生长痛的护理方法 109
生长痛的预防 109
是不是春季生长痛最严重 109

中耳炎 110
患中耳炎的原因 110
中耳炎的护理方法 110
切勿强行在家给宝宝清理耳朵 110

髋关节发育不良 111
髋关节发育不良的原因 111
怎样判断髋关节发育不良 111
髋关节发育不良的护理方法 111

小儿阑尾炎 112
小儿阑尾炎的原因 112
小儿阑尾炎的护理方法 112

小儿肠梗阻 113
小儿肠梗阻的症状 113
小儿肠梗阻的原因 113
小儿肠梗阻的护理方法 113

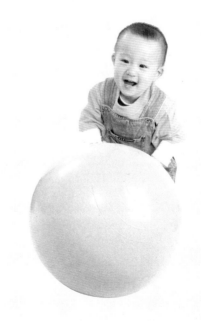

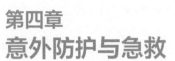

第四章
意外防护与急救

划伤、割伤 116
划伤、割伤的急救方式 116
碰伤、擦伤如何处理 116
怎么预防划伤、割伤 117

跌倒扭伤 118
跌倒扭伤其实很危险 118
宝宝跌倒扭伤的原因 118
跌倒扭伤的紧急处理方法 118
跌倒到底扶不扶 119

脱臼与骨折 120
脱臼与骨折的特征 120
脱臼与骨折的急救方法 120
夹板固定的方法 121

坠床 122
如何预防坠床发生 122

头碰伤 123
头碰伤的症状 123
头碰伤的急救方法 123

鼻出血 124
宝宝鼻出血的原因 124
鼻出血的急救方法 124

鱼刺卡喉咙 125
鱼刺卡喉咙的急救方法 125
鱼刺卡喉咙的预防 125

误吞异物 126
误吞异物的种类 126
误吞异物的急救方法 127
误吞异物的预防 127

呼吸道进异物 128
易误入气管的物品 128

眼、耳、鼻进异物 129
耳朵、鼻子进异物立即就医 129
眼进异物急救方法 129

烧（烫）伤 130
烧（烫）伤不同程度的症状 130
烧（烫）伤的急救方法 130
急救误区 131
宝宝能否喝水需遵医嘱 131

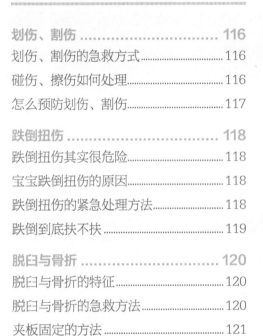

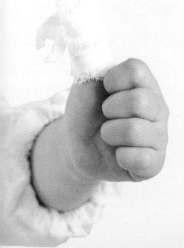

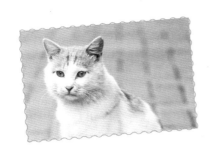

猫狗咬伤 132
猫狗咬伤的急救方法 132
猫狗咬伤的预防 133
宝宝与动物的"交友"原则 133

触电 134
宝宝触电的原因 134
触电的急救方法 134
如何预防宝宝触电 134

中暑 136
中暑的原因 136
中暑的急救方法 136
中暑的预防 136

溺水 137
溺水的高危场所 137
溺水的急救方法 137
溺水不容易被发现,家长需留意 139
注意幼儿溺水高发地——家中 139
如何预防溺水 139

蜜蜂蜇、蜱虫咬伤 140
蜱虫叮咬的危害 140
被蜱虫咬伤后的症状 140
蜜蜂蜇伤的危害 141
蜜蜂蜇伤的症状 141
蜜蜂蜇、蜱虫咬伤的急救方法 141

雾霾 142
雾霾天的危害 142
雾霾天外出如何防护 142
让宝宝远离室内雾霾——二手烟 142

儿童常用急救方法 143
止血方法 143
心肺复苏术 144
海姆立克急救法 145

附录

家庭应急小药箱 146

宝宝用药常识 147
切忌过度用药,过度治疗 147
遵守用药剂量 147
哪些药物容易有副作用 147

不是所有的病都必须要去医院 148
怎么确定是否要带宝宝去医院 148

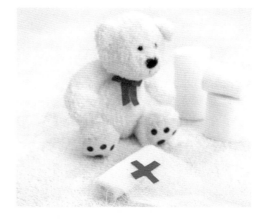

宝宝生病
怎么办

第一章
治病不如防病，
这样做宝宝更健康

宝宝出生半年后，从妈妈体内获得的免疫活性物质逐渐减少，甚至会消失。在这个过程中，生病是正常的，生病是宝宝自身继续获得免疫力的一种方式。宝宝生病是其生长发育过程中的正常现象。新手妈妈千万不要抱怨为什么宝宝"如此体弱多病"，而是应该多做预防工作，降低宝宝"下一次生病"的概率。

提高宝宝免疫力

有了宝宝之后，父母最关心的就是宝宝的健康。每当宝宝生病的时候，父母也跟着提心吊胆。为了让宝宝能够健康成长，减少宝宝生病的概率，父母应该帮助宝宝提高免疫力、增强体质，让宝宝的身体不容易被病毒和细菌感染。

母乳喂养，提供宝宝生长发育的免疫物质

母乳喂养可以满足婴儿时期生长发育的营养素需求；可以提供婴儿生命最早期的免疫物质，减少婴儿疾病的发生概率；可促进婴儿胃肠道和神经系统的发育。

母乳中含有促进宝宝神经系统发育的多种营养物质，可以产生许多良性神经系统刺激，促进宝宝中枢神经系统的发育；还可以降低宝宝成年后患上肥胖症、高脂血症、糖尿病、冠心病等代谢性疾病的概率。

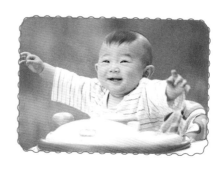

多户外活动，提高免疫力

宝宝总是待在家里，不接触外界环境，反而容易生病。户外活动有助于增强体质和身体抵抗力，降级宝宝生病的风险。另外，对于儿童的发育而言，适当的运动很重要，可以促进宝宝消化系统的发育，增加宝宝的食欲，也有益于宝宝肌肉的发展。所以，父母可以多带宝宝到户外活动，接触大自然，充分适应自然环境，有计划地锻炼宝宝身体，从而提高抵抗力和免疫力。

宝宝在户外运动时，特别是冬季，父母需要注意帮宝宝防寒保暖。此外，父母要注意让宝宝适度运动，控制宝宝户外活动的时间，不要让他过度消耗体力，避免在体力透支的情况下感染病菌，引发疾病。

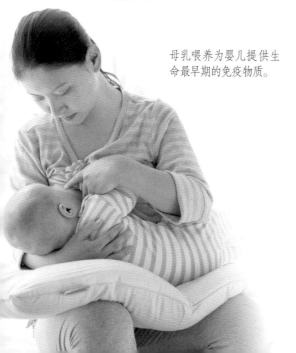

母乳喂养为婴儿提供生命最早期的免疫物质。

保证充足的睡眠，让宝宝更健康

充足的睡眠对于宝宝的日常发育是非常重要的。宝宝的睡眠就像给大脑及身体"充电"一样。在宝宝睡觉的过程中，大脑及身体都在生长发育，充足的睡眠有利于促进激素的正常分泌，使得身体的免疫系统正常运行，让宝宝更健康。宝宝在熟睡之后，脑部血液流量明显增加，进而促进蛋白质的合成及宝宝智力的发育。而且，宝宝睡得好，醒来时精神也会好。睡眠不足，宝宝会烦躁不安，缺乏食欲，会影响体重的增长，还可能造成抵抗力下降而易生病。

保证宝宝良好睡眠的前提是有一个良好的睡眠环境，妈妈可从以下几方面进行改善：

● 卧室空气宜新鲜

夏季应开门窗通风，但应避免宝宝睡在直接吹风的地方；冬季也应根据室内外温度，定时开窗换气。新鲜的空气会使宝宝入睡快，睡得香。父母要避免在室内吸烟，以免污染空气，造成宝宝"被动吸烟"。

● 室温适宜

宝宝卧室的室温应以 18~25℃为宜，过冷或过热都会影响宝宝的睡眠。

● 卧室有睡觉的气氛

卧室要有睡觉气氛，拉上窗帘，灯光要暗一些，调低收音机、电视机的音量，室内保持安静无噪声。被、褥、枕要干净、舒适，应与季节相符。

● 睡前不宜剧烈运动

睡前禁止宝宝做剧烈活动，以免引起宝宝过度兴奋，难以入睡。

从宝宝的睡相看健康

正常情况下，宝宝睡眠时安静、舒坦，天热时头部微出汗，呼吸均匀无声。如果宝宝患病，睡眠就会出现异常：

1. 烦躁啼哭，入睡后呼吸频率较平时明显增快，或者躁动不安难以入睡，四肢发凉有寒战表现，则需要警惕是否是发热了。

2. 入睡后翻来覆去，反复折腾，伴有口臭、腹部胀满，多是消化不良的缘故。

3. 睡眠时哭闹不停，时常用手抓耳朵，可能是湿疹或中耳炎。

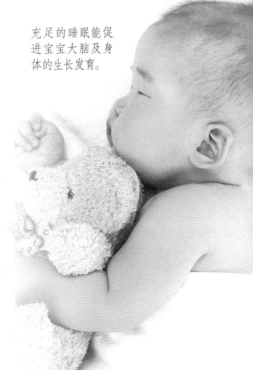

充足的睡眠能促进宝宝大脑及身体的生长发育。

妈妈懂营养，宝宝少生病

宝宝在生长发育过程中对营养的需求较高，如果营养不良或营养不均衡，免疫力会下降，病毒入侵的概率会增加，导致宝宝容易生病。所以，营养均衡对于提高免疫力很重要。因此，妈妈需要了解这些有助于提高宝宝免疫力的营养素。

必需脂肪酸

必需脂肪酸是能调整激素、减少发炎反应的营养素；是宝宝大脑及神经系统发育必不可少的营养素；是保持细胞正常功能的营养素，对提高宝宝的身体免疫能力非常重要。

由此可见，必需脂肪酸与宝宝的健康发育密切相关。婴幼儿生长发育较快，脂肪所提供的能量占其总能量的比例很高。必需脂肪酸缺乏会影响婴幼儿正常的生长发育，出现皮肤干燥、头发稀疏等症状，还会影响肝脏、神经、视觉等功能。必需脂肪酸摄入比例不协调，也会对健康造成潜在影响，比如饱和脂肪酸摄入过多可能会导致多种慢性疾病。

鸡蛋中含有优质蛋白，可增强宝宝免疫力。

必需脂肪酸是人体自身不能合成的，必须从食物中获取的脂肪酸，包括亚油酸和 a - 亚麻酸。多种植物油中均含有丰富的亚油酸或 a - 亚麻酸，比如大豆油、玉米油、亚麻籽油、紫苏籽油、橄榄油、茶籽油等。但由于不同种类的植物油含有的脂肪酸种类、含量不同，因此，需要经常更换不同的种类，或者进行合理调和。

蛋白质

蛋白质是构成人体细胞的基本物质。身体如果严重缺乏蛋白质，会导致淋巴细胞的数量减少，造成免疫机能下降。因此，宝宝需要适当增加高蛋白质食物的摄取量。

食物中的蛋白质氨基酸模式与人体蛋白质氨基酸模式越接近，必需氨基酸进入机体后的利用率就越高。食物中优质蛋白包括蛋类、奶类、肉类、鱼类中的蛋白质，还有植物来源的大豆蛋白，其中鸡蛋蛋白质与人体蛋白质模式更接近，利用率更高。

蛋白质要与不同食物一起吃

食物蛋白质中有一种或者几种氨基酸含量较低，就会影响蛋白质在人体中的合成。如果不同食物混合搭配，互相补充相对含量低的氨基酸，就可以起到更好的食用效果，这就是蛋白质互补作用。通常，谷类食物中的蛋白质含赖氨酸比较低，导致它们的蛋白质利用价值低，而肉类、豆腐含丰富的赖氨酸，与谷类食物米、面等一起吃，就可以弥补谷类食物中赖氨酸的不足，起到蛋白质互补作用。

蛋白质摄入不可过量

需要注意的是，蛋白质摄入不足会影响发育，而摄入过量则却会增加肾脏排泄负担，还会带走机体的钙，导致钙流失。当摄入蛋白质的量超过人体所需时，一部分蛋白质不能被身体利用和储存，会导致代谢产物增多，而代谢产物经肾脏排出体外，所以会增加肾脏负担。

维生素 C

维生素 C 能够增加白细胞吞噬细菌的能力，还能增强胸腺及淋巴细胞的免疫能力，增强人体免疫细胞活性及提升血液中干扰素的含量，是有效的抗氧化物，是增强免疫力的营养素之一，同时还能建立和维护黏膜、胶原组织，以帮助伤口痊愈。

饮食中，维生素 C 主要来源于新鲜的蔬菜和水果，富含维生素 C 的蔬菜包括菠菜、卷心菜、苋菜、花菜、青辣椒、甜椒等。富含维生素 C 的水果包括柚子、橙子、草莓、猕猴桃、沙棘、鲜枣、酸枣、刺梨等，其中刺梨的维生素 C 含量尤其高。

蔬菜和水果中维生素 C 的含量	
蔬菜名称	**每 100 克中维生素 C 含量**
菠菜	32 毫克
卷心菜	40 毫克
苋菜	47 毫克
花菜	32 毫克
青辣椒	59 毫克
甜椒	130 毫克
水果名称	**每 100 克中维生素 C 含量**
柚子	23 毫克
橙子	33 毫克
草莓	47 毫克
猕猴桃	62 毫克
鲜枣	243 毫克
酸枣	900 毫克

参考资料:《中国食物成分表》，第 6 版。

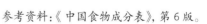

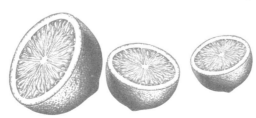

维生素 A

维生素 A 可调节细胞免疫和体液免疫，增强免疫力；维护呼吸道和消化道等黏膜屏障，抵抗外来致病因子；还可促进眼睛各组织结构的正常分化，维持正常视力。如果人体缺乏维生素 A，可导致食欲降低，容易发生感染，尤其是呼吸道感染，比如感冒、肺炎等；还会导致皮肤干燥、增生和角质化，免疫力低下，儿童生长发育迟缓。因此一定要重视维生素 A 的补充。

维生素 A 属于脂溶性维生素，一般存在于动物体内。植物中不含已经形成的维生素 A，但 β- 胡萝卜素可以在小肠内转化成维生素 A。富含维生素 A 或 β- 胡萝卜素的食物有动物肝脏、胡萝卜、瘦肉、芒果、南瓜、木瓜等。

维生素 E

维生素 E 属于脂溶性维生素，是构成机体抗氧化复杂体系的重要成员，具有抗氧化、预防衰老等作用，能够清除体内的自由基，有增强免疫力的作用。

维生素 E 主要存在于植物油、麦胚、豆类和坚果之中，而在肉类、蛋类、鱼类、水果和蔬菜中含量较少。一般的烹调方法不容易破坏维生素 E，但是高温油炸易将其破坏。因此，最好不要给宝宝吃油炸食品。

锌

锌在人体内含量不多，属于人体必需的微量元素。它对智力发育、免疫功能、物质代谢和生殖功能等生长发育均发挥着重要的作用。锌参与蛋白质合成及细胞生长、分裂和分化等过程。锌缺乏会影响 RNA、DNA 及蛋白质的合成，影响生长发育。锌可增加淋巴细胞中 T 细胞的数量和活力。缺乏锌元素会影响免疫力。

常见食物锌含量

食物名称	每 100 克锌含量
纯牛奶	0.28 毫克
猪瘦肉	2.99 毫克
牛里脊	6.92 毫克
羊肝	3.45 毫克
鸡蛋	0.89 毫克
鸡腿	1.11 毫克
鸡蛋黄	3.79 毫克
青鱼肉	0.96 毫克
鲈鱼	2.83 毫克
杏仁（烤干）	3.54 毫克
松子（炒）	5.49 毫克
黑芝麻	6.13 毫克
生蚝	71.20 毫克
鲜扇贝	11.69 毫克

参考资料：《中国食物成分表》，第 6 版。

锌在人体中发挥着重要作用，但人体需要的量并没有想象的那么多。一般情况下，可以通过饮食摄入来满足机体对锌的需要。儿童应该多吃富含锌的食物。牛里脊、羊肝、蛋黄含有丰富的锌，坚果类食物，比如松子、杏仁等也含有丰富的锌。海鲜类含锌量更加丰富，比如每 100 克生蚝含锌量可高达 71.20 毫克。

要注意宝宝营养缺失的信号

如果父母足够细心，当宝宝营养素缺乏时，可以从一些警示信号中得到提示。爸爸妈妈要善于观察宝宝的表现，及时给宝宝补充营养。

缺乏蛋白质和铁质。发现宝宝郁郁寡欢、反应迟钝、表情呆滞时，父母要检查下宝宝体内是否缺乏蛋白质和铁质，应考虑多给宝宝吃一点水产品、肉类、奶制品、禽畜血、蛋黄等高铁、高蛋白质的食物。

缺乏维生素。发现宝宝忧心忡忡、惊恐不安、口角发炎，表明宝宝体内 B 族维生素不足，此时应及时补充一些豆类、动物肝脏、核桃仁、土豆等 B 族维生素含量丰富的食物。宝宝情绪多变、爱发

脾气则与吃甜食过多有关，学名为"嗜糖性精神烦躁症"。这时候除了减少甜食外，多添加点富含 B 族维生素的食物也是必要的。另外，宝宝固执、胆小怕事，多因维生素 A、B 族维生素、维生素 C 及钙质摄取不足所致，此时应多给宝宝吃一些动物肝脏、鱼类、虾类、奶类、蔬菜、水果等食物。

缺乏锌元素。如果宝宝多动、反应慢、注意力不集中，并且味觉减退，容易患呼吸道感染、口腔溃疡等疾病，并且不容易治愈，这表明宝宝缺锌。严重缺锌的宝宝，还可能出现"异食癖"。此时，应给宝宝多补充富含锌的食物，比如牡蛎、瘦肉、猪肝、鱼类、鸡蛋、黄豆、玉米、扁豆、土豆、南瓜、白菜、萝卜、蘑菇、茄子、核桃、松子、橙子等。

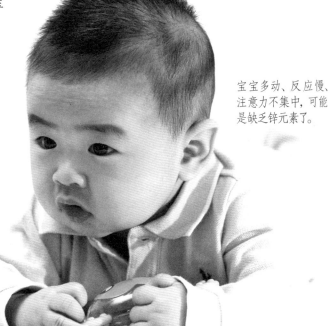

宝宝多动、反应慢、注意力不集中，可能是缺乏锌元素了。

远离传染源，预防呼吸道疾病

婴幼儿是一个特殊的群体，他们正处于生长发育过程中，免疫功能还未发育成熟，因此很容易感染各种疾病，特别是容易感染呼吸系统方面疾病。呼吸道感染可以说是婴幼儿时期更为常见的疾病，多伴随着鼻塞、咳嗽、咳痰等诸多不适，所以就更需要家长平时多注意，提前做好预防工作。

加强宝宝生活管理的三种方式

预防宝宝出现呼吸道感染的办法主要是加强生活管理：

避免交叉感染

感冒流行期间，避免带宝宝到人多拥挤的公共场所，以及空气流通不好的环境，更不要让宝宝接触疾病患者。

家人如果患感冒或出现其他呼吸道感染症状时，更要提高警惕，尽量减少与宝宝的接触，否则很容易使病菌相互传染，造成交叉感染，引发宝宝患呼吸道疾病。另外，家里要经常开窗通风，保持室内空气新鲜、清洁流通。

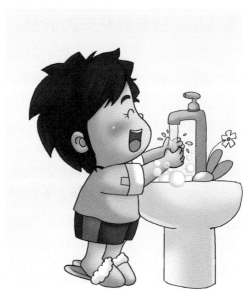

注意天气变化

家长要留意天气的变化，及时给宝宝增减衣服。过冷或过热对于宝宝来说都是不好的，容易引起感冒，引发呼吸系统疾病。另外，空气质量不好的时候尽量避免外出，必须外出时记得戴好口罩。

养成良好的卫生习惯

平时注意勤洗手，手是人体中接触细菌最多的部位，如果不勤洗手细菌容易通过接触传播。而宝宝经常会用手取食各种食物，如果手洗不干净，会诱发各种疾病，对健康造成威胁。

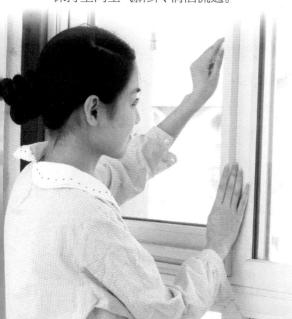

正确喝水才能更健康

多喝水可以增强脑细胞的活力。东伦敦大学曾做过儿童饮水与考试成绩的测试：将 10 个 9 岁宝宝分为 2 组，一组宝宝喝 250 毫升水，另一组不喝水。20 分钟后，所有宝宝参加了测试。测试结果为：喝过水的宝宝整体平均成绩比未喝水宝宝高 34%；困难翻译部分的测试平均成绩高 23%；从序列中删除字母部分的测试平均成绩高 11%。英国《每日邮报》曾报道：以数百名大学生为研究对象，询问他们在考试前是否喝过水。结果发现，喝过水的人的成绩比没喝过的人平均高 10%。有一种理论认为，有了充足的水分后，脑细胞之间的信息交流会更加顺畅。

6 个月以内宝宝不需额外喂水

6 个月以内纯母乳喂养的宝宝，一般不需要额外喂水。混合喂养和人工喂养的宝宝，只要奶量充足，一般也不需要喂水。但是，由于奶粉中蛋白质和钙等物质含量高于母乳，有的宝宝可能会出现便秘，因此可以在两顿奶之间喂少量水。具体加多少水没有标准，父母可根据个体具体情况酌情调整，比如按照奶与水的比例为 5∶1 左右喂水。6 个月以内的宝宝水的总摄入量约为 700 毫升，新生儿只要奶量充足，小便次数正常（6~8 次 / 日）和颜色正常（淡黄）就提示体内不缺水，给宝宝喂过多的水反而会增加肾脏排泄负担，甚至影响奶量。因此，给宝宝喂水要适量。

宝宝 6 个月以后要注意补水，一天水的摄入量要达到 900 毫升。

宝宝满 6 个月要及时补充水分

宝宝满 6 个月以后可以少量饮水，发热、腹泻或天气热时，需要注意补充水分，尤其是在宝宝小便颜色加深、变黄及小便变少时。如果宝宝不喜欢喝白开水，也不必着急，只要水的总摄入量每天达到 900 毫升一般不会缺水，水果和饮食中的水也可以算在总摄入量里。随着宝宝年龄增加，所需要的水量也越大，要让 1 岁以后的宝宝逐步养成喝白开水的习惯。

一到换季就生病？四季防护这样做

　　每到换季的时候，也是妈妈们最提心吊胆的时候。四季交替的时节，气温变化大，宝宝很容易出现感冒、发热、咳嗽等情况。换季时如何给宝宝建立一道抵御疾病的"防护墙"，是每一位妈妈最关心的事情。

春季不要急着给宝宝脱衣服

　　春天连续晴朗的日子让人加快了换衣的节奏，年轻的父母也忙着帮宝宝脱冬衣、换春装。但春季多风，乍暖还寒，昼夜温差大，人体对气候变化的应变能力需要经过几个星期才能调节好。此时，春寒极易侵入人体使人生病。宝宝抵抗力较差，父母千万别急着给宝宝脱衣服。

　　宝宝比父母稍晚几天减衣服比较稳妥，父母没有因减掉衣服而感到冷时，再给宝宝减衣服也不迟。如果气温有明显增高，早晨起床时就不要给宝宝多穿，半途脱衣服反而更易导致受凉感冒。

　　春季万物复苏，空气中杨絮、柳絮也会开始增多。这些飞絮中，会携带尘螨、细菌、病毒和花粉，这可能会引起宝宝哮喘、皮肤过敏、结膜炎或全身性过敏反应。所以，出门时给宝宝戴上口罩，可以防止飞絮进入宝宝的呼吸系统。如果宝宝是过敏体质或有过敏性鼻炎，则尽量减少在户外的时间。

　　春天也是儿童腹泻的高发期，因此要给宝宝合理安排饮食，注意均衡膳食营养。食物应以清淡为主，每餐不要吃得过饱，避免给胃肠道造成负担。

夏季要特别注意饮食卫生

　　夏季，由于气温高、环境潮湿等原因，宝宝容易出现感染性腹泻。因此，要特别注意饮食卫生，瓜果蔬菜去皮或洗干净后再吃；肉类和蛋类需彻底煮至熟透，少吃剩饭剩菜；宝宝的餐具应定期消毒；提醒宝宝饭前和便后要及时洗手，防止病从口入。

　　夏季还要安排好降温措施，预防宝宝中暑。家里空调调至适宜的温度，但要注意不要让宝宝坐在空调风口处。宝宝衣服要适宜，以免出汗太多造成水分流失；勤洗澡，勤喝水，预防发生脱水热。

　　夏季需要特别注意的是预防"空调病"。宝宝皮肤薄嫩，皮下脂肪少，毛细血管丰富，体温调节中枢尚未发育完善。如果使用空调不当，会引起感冒、发热、咳嗽等病症，俗称"空调病"。

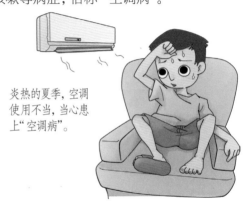

炎热的夏季，空调使用不当，当心患上"空调病"。

那么怎样避免"空调病"呢？

缩小室内外温差。气温较高时，温差可调到 6~7℃，不高时可调至 3~5℃。

定时通风。每 4~6 小时关闭 1 次空调，打开门窗，让空气流通 10~20 分钟。

避免冷风直吹。宝宝睡觉和玩要时，不宜对着空调的风口处。

随时增减衣服。出入空调房，要随时给宝宝增减衣服。

不要整天待在空调房。每天清晨和黄昏，最好带宝宝到户外活动，呼吸新鲜空气。

秋季不要急着为宝宝增添衣物

当秋天来临时，不要急于给宝宝添加衣服，刚刚见凉就把宝宝捂起来，宝宝的呼吸道对寒冷的耐受性就会受影响。寒冷来临，即使足不出户，也容易患呼吸道感染。所以父母要有意识地锻炼宝宝的耐寒能力，增强呼吸道抵抗力。

此外，秋季由于气候相对干燥，宝宝有可能出现上呼吸道感染、口角炎、流鼻血等症状，所以父母一定要注意给宝宝多饮水，以防"中招"。

秋季也是宝宝腹泻的高发季节，主要是因为宝宝肠道尚未发育成熟，很容易导致肠道负担过重。秋季腹泻起病急，初期常伴有感冒症状，比如咳嗽、鼻塞、流涕，半数患儿还会发热（常见于病程初期），一般为低热，很少高热。当宝宝出现腹泻时，父母一定不要大意，要及时带宝宝去医院就诊。想要预防儿童秋季腹泻，首先要做好食物的卫生工作，平时加强宝宝的户外锻炼，增强体质；多吃新鲜瓜果蔬菜，少吃肥肉、甜品等高脂肪食物；日常注意宝宝腹部的保暖，别着凉。

冬季注意预防呼吸道疾病

冬季是各种传染病的高发期，宝宝稍微受凉，外加抵抗力差的话，就可能引起感冒、支气管炎等各种呼吸道疾病。所以，针对小儿呼吸道疾病的特点，做好日常防护十分重要。

营养要全面。不要偏食与挑食。

要加强户外活动。这样才能使宝宝体格健壮，对疾病有足够的抵抗力。

注意气候变化，及时添减衣服。宝宝新陈代谢旺盛，运动量大，产热多。如果衣服捂得过厚，热量不能散发，出汗多，使内衣又湿又冷，易诱发感冒与肺炎。

少带宝宝到公共场所去。家中如有人感冒咳嗽，应注意隔离。

保持居室环境空气新鲜。每天开窗通风。

另外，冬季天气干燥，也容易导致宝宝鼻出血。妈妈应合理、科学地安排宝宝的饮食，多喝水，多吃蔬菜水果，必要时可适量服用维生素 C、维生素 A、维生素 B_2。室内空气干燥时，可使用加湿器增加室内湿度。

宝宝生病
怎么办

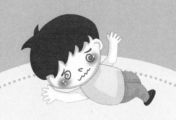

第二章
宝宝生病了，
如何正确应对

宝宝生病了，有的父母着急担忧，带着宝宝一趟一趟地跑医院。其实，有些小毛病不需要兴师动众地跑医院，父母只需要掌握正确的护理方法并合理用药，就能在家帮助宝宝恢复健康了。

宝宝常见的急重症

宝宝病了是不会伪装的，如果您发现宝宝状态与平时明显不一样，比如，吃得少、不愿意动、精神萎靡、大哭大闹，即使平时带宝宝的家人也无法哄住，且持续发作时，应引起重视。出现以下这些症状时，父母最好立刻带宝宝去医院，也许多耽误一会儿，就可能影响宝宝的一生。

儿童常见急重症

症状	轻重缓急
高热，超过 5 分钟的惊厥	加急 + 严重
呼吸困难	加急 + 严重
频繁呕吐、呕血、便血	加急 + 严重
各种外伤，出血止不住，精神差，昏昏欲睡	加急 + 严重
出现腹泻，水样便、脓血便、米汤样便；严重脱水，尿少；哭无泪，进食少，精神差	急 + 较重
腹痛（逐渐剧烈），腹胀，哭闹	急 + 重
面色苍白，心慌胸闷，浑身无力	急 + 重
皮肤感染，皮疹，化脓出血点，瘀斑	缓急 + 轻

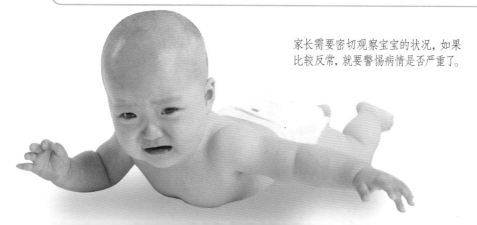

家长需要密切观察宝宝的状况，如果比较反常，就要警惕病情是否严重了。

带宝宝就医时的注意事项

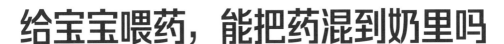

1. 由熟悉宝宝情况的人带去就诊。
2. 不要舍近求远，就近选择医院。
3. 如果在家给宝宝用过药，记下药名或者带上药品包装。
4. 如果在宝宝这次生病前曾经就诊过，带上之前的病历和检查结果。
5. 看病的时候，采取措施让宝宝配合医生做检查。
6. 拿到药之后，一定要确认清楚如何正确用药。

给宝宝喂药，能把药混到奶里吗

每个宝宝都会生病，令父母头痛、烦心的便是喂药了。而在治疗中，正确地给宝宝喂药又是至关重要的。年轻的父母们在给宝宝喂药时常常手忙脚乱，急得满头大汗，结果还是束手无策。在此提醒家长不要贪图省事而将药物混在牛奶或母乳中，因为牛奶或母乳中的蛋白质会与许多药物发生反应，从而降低药效。这样做还会给宝宝留下牛奶和母乳苦的印象，从而影响食欲。将药物与汽水、果汁等饮料混合也是错误的，因为这些饮料的酸碱性都可能会影响到药物的稳定和疗效。

怎样正确地给宝宝喂药

第一步：正确选择喂药时间。一般在饭前半小时至一小时内喂药。因为此时胃内已排空，有利于药物吸收和避免服药后呕吐。但对胃有强烈刺激的药，需根据说明，可在饭后一小时后服用，防止损伤胃黏膜。

第二步：备好围嘴。喂药时，先给宝宝戴好围嘴，并在旁边准备好卫生纸或毛巾，防止药物溢出，便于擦拭。喂药前，仔细核对药名和剂量；在喂药过程中，宝宝吐出来的药记得要及时补上。

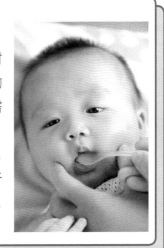

教您几招，轻松给宝宝喂药

平时家长要做好教育工作，不要用吃药、打针、去医院恐吓宝宝，造成宝宝对一些医疗行为产生恐惧感；相反，要告诉宝宝生病后就需要吃药，接受医生的治疗，这样疾病才能很快痊愈。

姿势和方法非常重要

在给宝宝喂药前，要先将药物放在小勺内并溶解好（ 5~10 毫升 ），然后一边和宝宝说话，分散其注意力，一边把宝宝抱在怀里，不要将宝宝搂得太紧，以免引起宝宝紧张。托其头和肩部成半卧位，颈部垫以手帕、纱布或小毛巾，用左手捏住其下巴，小勺轻轻地碰碰他的脸颊或口唇，使之出现生理反射性的吞咽动作。然后，在宝宝张嘴或有吮吸动作时，迅速将勺尖紧贴颊黏膜与臼齿间把药缓缓灌入，待宝宝将药完全咽下后再松开左手，抽出小勺。

喂药后，再将宝宝抱起轻拍背部，使药液顺畅地流入胃内，并驱出胃内空气，避免呕吐。然后喂宝宝适量的温开水，以冲洗残留在口中及附着在食道壁上的药物，消除口腔内遗留的异味和苦味，并避免食道黏膜受损。对于大一些的宝宝，先做好动员工作，通过家长讲解为什么要吃药，吃药后病就会好得快一些，才能有力气玩游戏的道理，让宝宝主动吃药。

对于较配合服药的宝宝可以围上围嘴直接使用小勺喂药，喂完药后让宝宝喝几口清水，用毛巾擦干净嘴角，并给宝宝一个拥抱表示安慰，或者夸赞宝宝表现得很勇敢。

喂药的注意事项

吃药前一定要核对药物名称、药物剂量、是否在保质期内，准确无误后方可喂宝宝；如果是液态制剂，吃前一定要摇匀；吃完药后注意合理保存，防止由于保存不当引起药物变质。调和药物的开水要用温凉的，热水可能会破坏药物成分。

喂药时不要撬嘴、捏紧鼻子强行灌药，这样更易造成宝宝的恐惧感，宝宝挣扎后很容易呛着。尤其是一些油性药物更要慎重，防止呛后引起吸入性肺炎。不要在宝宝张口说话或者大哭时突然喂药，这样很容易随着宝宝吸气而将药物吸入气管。别用药瓶直接给宝宝喂药，这样难以控制剂量；可以借助一些工具，小勺、针筒、滴管、药杯等。

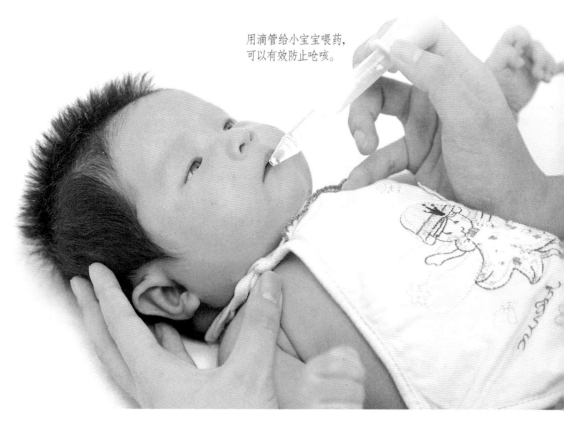

用滴管给小宝宝喂药，可以有效防止呛咳。

喂药时，捏宝宝鼻子是不对的

宝宝生病免不了要打针吃药，大多数家长都认为喂宝宝吃药是一项艰苦的任务。宝宝往往会拒绝服药，家长在劝说无效时，经常会采取强硬的态度，捏着宝宝的鼻子灌药。

人的呼吸道和消化道都在咽部开口，吞咽的时候，气管封闭，食物、水、药物等从食管进入胃中；呼吸时，气管张开，气体从气管、支气管进入肺部。咽部这种选择功能保证了人在吃饭、喝水时吞咽物不会进入肺里。如果误入气管的固体或液体未被排出，就会进入肺内，形成吸入性肺炎。在给宝宝强行灌药时，宝宝因害怕往往大声哭闹，此时其呼吸道是敞开的，灌入口腔的药物和水会引起小儿呛咳或顺着气管进入肺内，从而导致吸入性肺炎，重者发生气道阻塞会造成窒息死亡。

宝宝本来对味道不好的药就不愿服用，心理上有一种恐惧感，强行灌药更加重了这种恐惧。如果家长不给他讲明服药的必要性，宝宝在身体上受到疾病煎熬的同时，不但得不到家长的关心与爱护，还要被强迫吃药，会把吃药看成一件十分可怕的事情，形成恶性循环。

退热药怎么选

对乙酰氨基酚和布洛芬是目前全世界较常用的退热药，它们也都是世界卫生组织认定的儿童基本药物。这两种药物是比较合适的儿童退热药。在需要用药的时候如果不用药，会使宝宝经受更多的痛苦。

根据宝宝年龄选择退热药

退热药有不同的剂型，要根据宝宝年龄选择合适的剂型，比如小宝宝选口服液比较合适，口感好，宝宝相对容易入口，剂量也好把握，比如百服宁、泰诺林。稍大一些的宝宝可以选片剂，价格便宜，口服也方便，利于储存，保质期长。如果宝宝不能耐受口服药物，可根据医生建议选择直肠内使用的栓剂。

宝宝的精神状况比体温数值更重要

发热不一定要用药物治疗，除非发热使宝宝不舒服。重要的是观察宝宝的状态，如果他吃、睡、玩都正常，可暂时不用药；但体温超过38.5℃时，应使用退热药或采取物理降温。如果发热让宝宝不舒服或精神不好，就可以使用退热药让他感觉舒服些。如果6月龄以下的宝宝发热，或宝宝精神非常差，或发热的同时还有其他症状，就最好去医院检查。在给宝宝吃退热药之前，父母一定要仔细阅读药物的说明书，严格按照建议剂量和间隔时间来服用，同时尽量让宝宝多摄入水分，以帮助退热。

不同的退热药最好不要同时使用

退热药只是对症治疗，药效仅能维持数小时，体内药理作用消除后，体温将再度上升，所以必须同时对因治疗。而且不同的退热药最好不要同时使用，也不要自行增加剂量，否则会使患儿出汗过多，导致虚脱、低体温(≤36℃)，甚至休克。

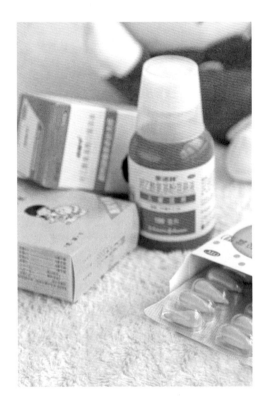

宝宝腹泻，搞清原因再用药

腹泻是指以大便次数增多和大便形状改变为特点的儿科常见病，是造成儿童营养不良的常见原因之一。腹泻按病因分为感染性腹泻和非感染性腹泻，前者由病毒、细菌、真菌、寄生虫等病原体感染引起；后者由饮食不当、天气变化等因素引起。

婴幼儿腹泻的几种类型

婴幼儿易患腹泻主要有以下原因：消化系统发育不健全，胃酸、消化酶分泌量少，酶活性低；水代谢旺盛，对缺水的耐受力差，一旦失水就容易发生体液紊乱；内分泌、肝、肾功能发育不成熟，容易发生消化功能紊乱；生长发育快，所需营养物质相对较多，且食物以液体为主，胃肠道负担重；机体防御功能差；正常肠道菌群未建立，肠道菌群失调。

人工喂养比母乳喂养的婴儿患肠炎感染的概率大 10 倍，牛奶营养成分在加热时容易被破坏，且食物、乳具易受污染。

生理性腹泻

多见于 6 个月以内婴儿，出生后不久即出现腹泻，除大便次数增多外无其他症状，食欲好，不影响生长发育。添加辅食后会逐渐好转。

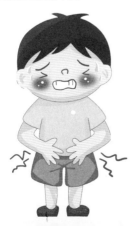

乳糖不耐受

由于缺乏乳糖酶，进食含有乳糖的食物后出现腹泻，有原发性乳糖酶缺乏和继发性乳糖酶缺乏。换无乳糖奶粉或豆浆喂养即可。

轮状病毒肠炎

轮状病毒肠炎也称秋季腹泻，由轮状病毒引起，多见于 6 个月到 2 岁婴幼儿。症状主要有：起病急；常伴发热和上呼吸道感染症状；呕吐常先于腹泻出现；全身感染中毒症状较轻，主要表现为水样便、蛋花汤样便，无腥臭味；为自限性疾病，病程 3~8 天。该病在治疗上只需对症补液即可，脱水严重时需要输液。抗生素治疗无效。

侵袭性细菌引起的肠炎

细菌性痢疾通常起病急，临床表现为高热、腹泻频繁，同时伴有恶心、腹痛、里急后重等症状，严重时可出现感染性休克。患者大便呈黏液状，带脓血，有腥臭味。该病在治疗上，需要使用抗生素和口服补液盐（ORS），并扶持肠道正常菌群，恢复肠道菌群的生态平衡，抑制病原菌定植和侵袭。患病期间需要调整饮食，预防脱水，合理用药。如果口服药物困难，需要到医院输液治疗。

宝宝能用成人药吗

儿科用药与成人有着显著不同的特点，小儿绝不是缩小版的成人。宝宝不能随意服用成人药。

儿童药物动力学特点

药物在组织内的分布不同：年龄越小体液占体重的比例越大，药物分布在体液中的比例也就越高。

肝酶系统发育不完善：肝脏解毒功能不足，特别是新生儿和早产儿，肝脏系统发育不成熟，某些药物的半衰期延长，增加了药物的毒性作用。

肾脏排泄功能不足：婴幼儿特别是新生儿的肾功能尚不完善，药物及其分解产物在体内滞留的时间延长，增加了药物的毒副作用，因此新生儿和小婴儿的药物剂量宜小、次数宜少。

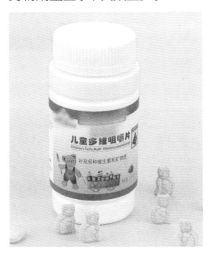

小儿药物剂量计算方法

儿童药物使用剂量一般需要遵医嘱或者根据剂量说明书来用药。在没有剂量说明书，也没有医嘱，又必须用药的情况下，一般根据体重酌情减量。比如，成年人按 50 千克平均体重，一个 20 千克的宝宝需要用药的时候，按成人的 2/5 使用，体重超过成人时则按照成人剂量服用，但生活中很少有需要自己计算用药量的情况。

谨慎选择用药品种

宝宝用的药应注意选择品种，不可简单地用成人的药品直接减量服用，最好选用小儿专用药品。例如，在使用解热镇痛类药物时，成人用的索米痛片中部分成分易使儿童出现再生障碍性贫血和紫癜；新生儿使用阿司匹林易出现胃黏膜糜烂；感冒通可能会造成儿童血尿。宝宝还不可使用四环素类药物，此类药物可能会影响小儿骨骼生长或沉积于牙组织使牙变黄，因此 9 岁以下小儿都禁用。总之，对于宝宝该用什么药、能不能服用成人药，父母一定要谨慎。

如何正确看待宝宝用抗生素

抗生素的使用问题一直以来备受社会关注。抗生素不是"神药"，不是什么病都需要抗生素，但是不能因为害怕产生耐药性，在需要用药时也一直躲避。有的家长对抗生素有抵触情绪，需要用的时候也不敢用，结果导致感染扩散，小病变大病。家长应该遵循用药原则，一分为二地看待抗生素使用问题。

正确使用抗生素

用药指征明确。尽早明确病原菌，在用药前送病原学检查，然后选择合适的抗生素。针对性要强，最好选用一种药物，能用普通的就不用特殊的；能用一种药就不联合用几种药。剂量要足、疗程要够。这样既保证了疗效，也可防止病菌产生耐药性或病情反复。

掌握宝宝既往用药反应，主要了解以往有无对药物的过敏史。

按医嘱用药。不能随意增量或减量，更不能随便换药或加药。比如，医生嘱咐的一天吃 3 次药，不等于早饭、中饭、晚饭后各一次，而是每 8 小时服用一次。如果两次服药时间间隔太近，会造成药物在血液中的浓度太高，从而导致神经系统或肝、肾等消化系统功能损伤；而间隔太远，血液中药物浓度不够，对细菌的杀灭作用就会减弱，同样会产生耐药性。不自行在药店购买抗生素类药物，如果宝宝出现细菌类感染，就要尽量到医院查明原因后，在医生的指导下用药。

防止滥用抗生素

不自行到药店购买抗生素，应该先看病，再凭处方买药；不主动要求医生开什么药，该做的检查要配合；不任意服药，不随意停药，谨遵医嘱。

家长对抗生素的使用误区

部分家长对抗生素的使用存在误区，比如：认为抗生素等于消炎药，生病了就是有炎症，需要抗生素；发热就用抗生素；认为新的药比老的好，贵的比便宜的好；频繁更换抗生素，一天不见效就换药，一旦有效就停用；认为静脉输液比吃药效果好。

滥用抗生素的危害

诱发细菌耐药；毒副作用损害人体器官，降低免疫力；导致二重或多重感染；造成社会危害和资源的浪费。

输液、吃药，宝宝生病首选哪个

儿科医生用药的原则是：能口服用药的不采取肌内注射用药；能够肌内注射用药的不采取静脉输液用药。因此口服喂药是治疗疾病的第一选择，如果病情需要可用鼻饲。注射法比口服法奏效快，但对小儿刺激大，肌内注射次数过多还可造成臀肌挛缩，影响下肢功能，非病情必需不宜采用。静脉推注多在抢救时应用，根据年龄、病情控制滴速。

输液更易引发不良反应

相比口服药和肌内注射，输液时药品不经过任何屏障直接进入血管，一旦出现过敏反应，患者可能在几分钟内出现休克，甚至死亡。如果输液速度过快，还有可能因循环系统负荷过重造成肺水肿。

要当心输液常见不良反应

静脉炎：由于输液器具达不到无菌要求而使静脉局部感染，或由于长时间输浓度高、刺激性强的药品，而使输液处静脉内壁出现炎症。症状为手臂出现条状红线、局部红肿热痛。

发热反应：因输入致热物质而使患儿出现发冷、寒战、高热等症状，并伴有恶心、呕吐和头痛。

空气栓塞：因为输液管内空气没有排尽，或者导管连接不紧而使空气进入静脉。常表现为胸部异常不适，同时出现呼吸困难，严重时会导致死亡。

输液耗时费钱

输一次液，少则一个小时，多则四五个小时，显然比口服药和肌内注射需要更久的时间。而相同剂量的同种药物，费用比口服或其他常用的用药方法要高出几倍，甚至十几倍。

输液过多引起人体的免疫力下降

一般情况下，人对周围环境有较强的免疫力，但太过依赖输液，遇病就静脉输液，往往会输入过多的药液。而抗生素是静脉输液较常用的药物，一旦输入量过多就会导致抗生素的滥用，因为抗生素的滥用而导致的人体抗病能力下降、免疫力降低、人类菌群失调等问题都为今后治疗带来很严重的隐患。因此，只有适当输液，才能使抗生素维持在一个稳定的水平，不至于带来不良后果。

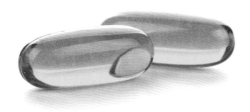

宝宝皮肤病高发，应如何选择药膏

宝宝皮肤娇嫩，容易患皮肤病，家长一定要认真对待，不要随意地涂抹药物。

痱子

痱子又称"热痱"，是由于在高温闷热环境下，出汗过多、汗液蒸发不畅，导致汗管堵塞、破裂，汗液外渗入周围组织而引起，主要表现为小丘疹、小水疱。由于瘙痒而过度搔抓，可致继发感染，发生毛囊炎、疖疮或脓肿。白痱炎症反应较轻，红痱炎症反应较重，最好的预防办法是使用空调把室温保持在凉爽舒适的范围。痱子常见于皮肤褶皱部位，背部多汗，也容易长痱子。治疗建议勤洗澡（用清水洗），勤换衣，保持皮肤干燥。 在预防方面，洗澡后擦上痱子粉有预防作用。

湿疹皮炎

夏天花草植物茂盛，昆虫及各种微生物繁殖快，皮肤又暴露在外，使本身为过敏体质的宝宝容易发生湿疹、皮炎等皮肤反应，症状轻则为红斑丘疹，重则有糜烂渗液，往往对称发生，瘙痒剧烈。治疗建议可短期少量使用莫米松、氢化可的松软膏涂抹患处止痒。若仍不能缓解，应到医院就诊。在预防方面，找到引起过敏的因素，避免再次接触，是减少和预防湿疹皮炎更好的办法。

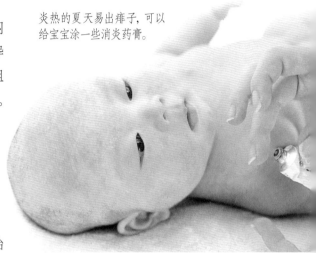

炎热的夏天易出痱子，可以给宝宝涂一些消炎药膏。

丘疹性荨麻疹

天气一热，宝宝们都穿上了短衣短裤，皮肤裸露在外面，难免被蚊虫叮咬，引起皮肤的过敏反应，比如丘疹性荨麻疹等皮肤反应，表现为风团样皮疹，中间有针尖大小的水疱。因为瘙痒剧烈，宝宝常忍不住抓挠。因此家长可能看不到水疱，只看到丘疹中央有结痂。

对面积小、零散几颗丘疹性荨麻疹，可涂抹炉甘石洗剂等止痒药膏；若面积很大，除了外用止痒药膏外，还应根据医嘱口服抗过敏药，并短期少量用固醇类皮质激素软膏。需要注意的是，激素类软膏要避免长期使用。在预防方面，到户外活动时，应尽量给宝宝穿长衣长裤。

用过的药下次还能用吗

不一定，看药物种类、性状以及保存方法。

如果是片剂、颗粒剂、胶囊，一次没用完，可避光阴凉处保管，下次可以再用。液体药物开封后变质比较快，如果不是一次或一天用完，最好密封保存在冰箱冷藏室。如果超过一周仍然没有用完，建议丢掉，不再服用，否则容易出现因药物变质或失效引起不良反应。

另外，上次发热、咳嗽是由于一种细菌引起，用了这种药好了，但这次生病不一定和上次是相同的病原体，因此药物也要在医生指导下更换。

怎么看待疫苗

疫苗接种多数时候是一种可以激起个体自然防御机制的医疗行为，以预防未来可能会得的疾病。这种疫苗接种称为预防接种，主要用于预防，这就是通常所说的"打预防针"。但疫苗不是万能的，一种疫苗主要是针对一种疾病，如果病毒变异，很可能原先打过的疫苗也不起作用。

疫苗有多种类型

灭活疫苗是选用能够引起较强免疫反应的病原体，经人工大量培养后，用理化方法灭活而制成，常用的有伤寒、霍乱、百日咳、流行性脑膜炎、钩端螺旋体病、斑疹伤寒等疫苗。灭活疫苗的优点是易于保存，在4℃时可以保存1年左右；缺点是接种剂量大，注射后局部和全身反应较大，且常需接种多次。

活疫苗是把致病微生物用各种物理或化学方法进行人工处理，使其丧失或大幅度降低致病性，或从自然界找来和致病微生物相同种类，但没有或有很小致病力的微生物制成的疫苗。活疫苗的毒力低弱，不会引起人类生病。例如，麻疹、脊髓灰质炎的疫苗，在接种后减毒病原体仍可在人体内有一定程度的生长繁殖，犹如轻型或隐性感染了该病毒。活疫苗的使用剂量较小，没有副作用或反应很轻，而免疫效果优于灭活疫苗，

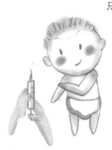

可以保持 3~5 年预防效果；缺点是保存期短，但这个缺点可以采用冷冻干燥保存的办法来克服。

类毒素疫苗是用甲醛溶液（福尔马林）把细菌毒素的毒性消除，但仍旧保留抗原作用的生物制品。例如，破伤风类毒素和白喉类毒素。

根据某些特定传染病的疫情监测和人群免疫状况分析，按照规定的免疫程序，有计划、有组织地利用疫苗进行免费的免疫接种，以实现提高人群的免疫水平，预防、控制乃至最终消灭相应传染病的目的。

预防接种反应

生物制品对人体来说是一种异物，接种后可引起有益的免疫反应，但也可产生有害机体的不良反应或变态反应。主要有以下几种：

一般反应。接种 24 小时内，在接种局部出现红、肿、热、痛等炎性反应，有时可能同时伴有发热、头晕、恶心、腹泻等全身反应。这些症状一般属正常免疫反应，不需任何处理，一两天内可消失。

异常反应。少数人在接种后出现并发症，比如晕厥、过敏性休克、变态反应性脑脊髓膜炎、过敏性皮炎、血管性水肿等。这些反应虽然发生率很低，但其后果很严重，如果不及时抢救，可危及生命。

偶合症。与预防接种无关，只因在时间上巧合而被误认为由疫苗接种引起。

宝宝接种疫苗后如何护理

疫苗对人体来说是一种异物，因此接种后会刺激身体内产生一系列的反应，有些是正常的，很快可以消失，还有一些需要家长的细心照顾。

疼痛和局部的红肿。可能会持续一两天时间。无须处理，观察宝宝一般状况。

轻微至中度的发热。一般一两天，部分可伴有头痛、头晕、寒战、恶心、乏力等。轻微到中度的发热一般不需要特殊处理；如果发热使宝宝精神差，就可以服用退热药，同时注意多摄入液体。

轻度皮疹。多在接种后数小时或数日内出现，一般出现在身体局部。通常不超过 2 天可自行缓解，无须特殊处理，必要时可对症治疗。

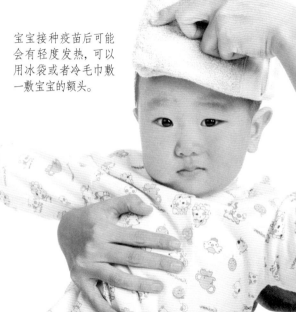

宝宝接种疫苗后可能会有轻度发热，可以用冰袋或者冷毛巾敷一敷宝宝的额头。

免疫接种常用疫苗

疫苗名称	功能	反应
麻疹疫苗	麻疹疫苗是一种减毒活疫苗，接种反应较轻微，免疫持久性良好，婴儿出生后按期接种，可以预防麻疹。	注射后局部一般无反应。在6~10天时少数人可能发热，一般不超过2天，偶有散在皮疹。
脊髓灰质炎疫苗（脊灰糖丸）	脊灰糖丸是一种口服疫苗制剂，白色颗粒状糖丸，接种安全。婴儿出生后按计划服用糖丸，可有效地预防脊髓灰质炎（小儿麻痹症）。	只有极少数婴幼儿服用脊灰疫苗后发生一过性腹泻，可不治自愈。
百白破制剂	将百日咳菌苗、精制白喉类毒素及精制破伤风类毒素混合制成，可同时预防百日咳、白喉和破伤风。	局部可出现红肿、疼痛、发痒或有低热、疲倦头痛等。一般无须特殊处理即自行消退。偶见过敏性皮疹、血管性水肿、无菌性化脓。大多由于注射过浅或疫苗未摇匀，硬结不能吸收而形成注射部位化脓。若全身反应较重，应及时到医院进行诊治。
卡介苗	采用无毒牛型结核杆菌制成，安全有效。婴儿出生后按计划接种，是预防结核病的一项可靠措施。	接种2周左右，局部可出现红肿浸润。随后化脓，形成小溃疡。一般8~12周后结痂，为正常反应。如果遇淋巴结大，可用热敷处理。如果已软化形成脓疱，建议去医院。
乙脑减毒活疫苗	用于预防流行性乙型脑炎。	注射后一般无反应，少数婴幼儿局部红肿，偶有发热和过敏性皮疹。

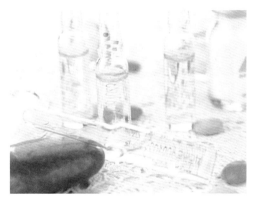

不宜接种疫苗的儿童

患有急性感染性疾病或者发热时的儿童。

免疫功能不全或者缺陷者。

出生时伴有其他严重的先天性疾病。

严重湿疹，没有完整的正常皮肤可接种。

过敏体质的患儿，每次接种都会有很严重的过敏反应。

自费的疫苗要不要打

自费的疫苗都是计划外的，非强制执行的。计划外疫苗所针对的传染病，有些是属于地方或局部流行的（如出血热等）；有的虽然普遍流行，传染性也强，但属于自限性疾病，可自行痊愈（如风疹、水痘）；有的对健康宝宝并无大碍，只对体弱多病的宝宝造成威胁（如流感、肺炎、B型流感嗜血杆菌感染等）。

一种疫苗需要经过非常严格的检验程序，最终被证实安全有效后，才会推广使用。由于种种原因，有些疫苗暂时没有被纳入计划免疫，但从预防疾病角度出发，接种疫苗还是安全、经济、有效

的方法。比如麻风腮三联疫苗、水痘疫苗、B型流感嗜血杆菌疫苗（HIB疫苗），以上3种疫苗的技术都已经很成熟，疫苗具有良好的安全性和有效性。所预防的5种传染病都能通过呼吸道传播，发病率高，危害严重。因此，建议给宝宝注射这3种疫苗。

另外需注意，所有自费疫苗要为免费的疫苗让行，只有不影响免费疫苗的接种才能接种。还要根据宝宝的体质来选择疫苗。在疾病流行期不能接种疫苗。

综合考虑以上几种情况，自愿选择，也并不是没有好处。

流感疫苗要打吗

《中国季节性流感疫苗应用技术指南（2014—2015）》中建议，应把6~23月龄的婴幼儿列入流感疫苗优先接种对象；2~5岁儿童的流感疾病负担也较高，但低于2岁以下儿童。

接种疫苗就不会得这种病了吗

不一定。每人对疫苗的应答反应不同，可能也会发生免疫失败或疫苗副反应等不尽如人意的事。因此还是要注意保护好宝宝，在传染病流行期避免到人多的场所。总体上说接种疫苗后发病明显比没接种过的宝宝病情轻很多。

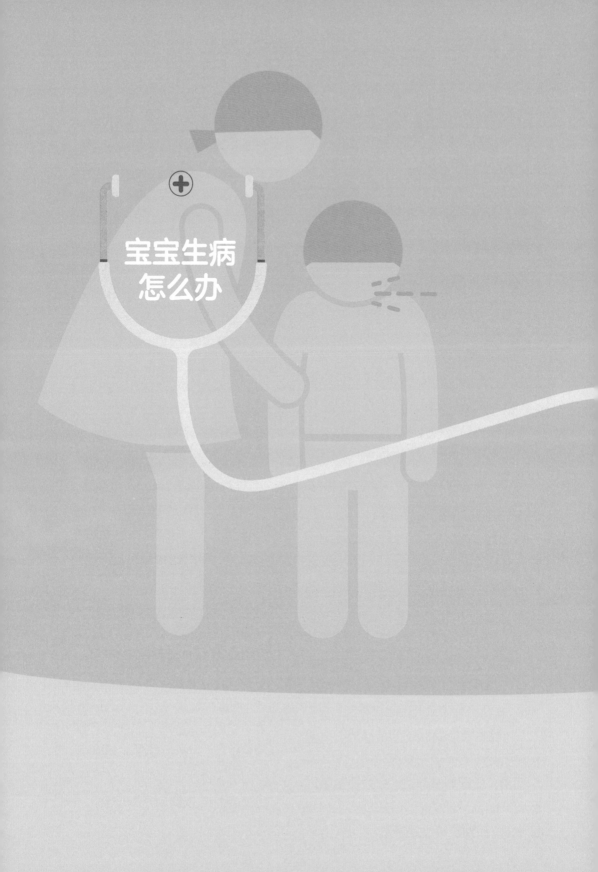

宝宝生病
怎么办

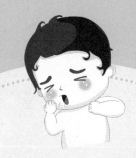

第三章
儿童常见病

　　宝宝在长身体的过程中，免不了要生病，疾病虽小，却仍然会给爸爸妈妈带来不小的麻烦。本章介绍了宝宝的一些常见病，并提供了一些护理方法，爸爸妈妈可以随时根据症状判断宝宝怎么了，如果是小问题，爸爸妈妈可以在家自己解决。本章同时也为家长注明了哪种情况该去医院就诊，让宝宝能够获得及时治疗。

发热

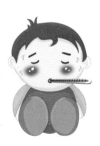

发热是指体温超过正常范围。正常小儿腋温为 36~37.2℃，腋表温度如果超过 37.2℃可认为是发热。很多疾病可能会导致发热的出现，常见于上呼吸道感染、支气管炎、肺炎等。

发热不是疾病！它是疾病的一种症状

从普通的感冒到严重的肺炎，都可能引起发热。发热本身不是疾病，而是一种症状，是机体对疾病的一种反应，也是体内抵抗感染的机制之一。

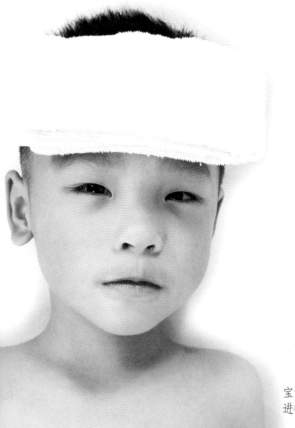

发热说明宝宝的体内正在发生一场战争，"友军"是增多的白细胞和抗体，"敌人"是入侵的细菌和病毒，双方激烈交战，你来我往打得火热。经此一役，宝宝的免疫力又会上一个台阶。

但发热无疑会使宝宝身体感到不舒服，会让宝宝变得烦躁不安，进而引起心率和呼吸频率增快，迅速上升的高热有时还会引起惊厥症状。

发热的常见原因

1 外感风寒引起发热：宝宝如果出现身热、怕冷、头痛、鼻塞、流涕、舌苔薄白的症状，一般是由外感风寒引起的。

2 内热引起发烧：宝宝小手和小脚较热，且夜间睡觉时易出汗，没有食欲，多在午后发热，食指脉络呈淡紫色，这可能是因为内热引起的发烧。

3 食积引起发热：宝宝若出现高热、便秘、厌食、舌红苔燥、指纹深紫等情况，多是积食或肠胃不好引起的发热。

4 惊恐引起发热：除发热外，宝宝伴有睡眠时哭闹较重，或易惊的症状。

宝宝发热，可以用湿毛巾进行物理降温。

与发热相关的常见疾病

发热本身不是一种疾病，而是一种症状，对于发热的宝宝，最重要的是观察并寻找引起疾病的原因，以下疾病都能引起发热症状。

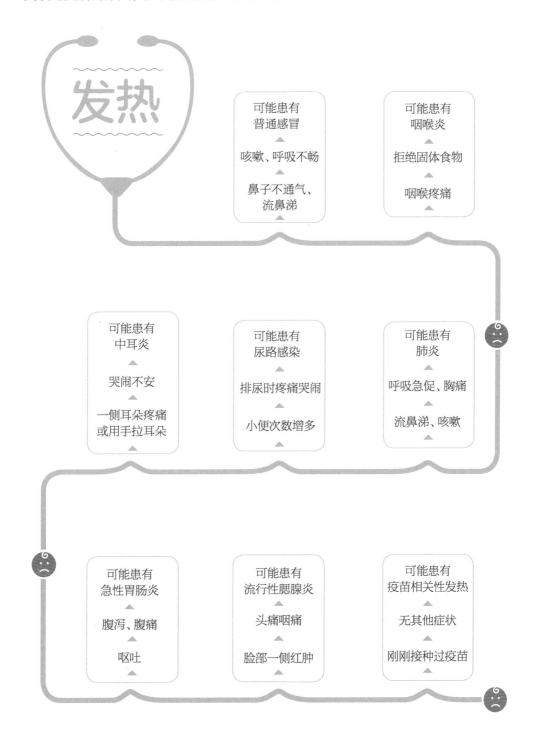

怎样给宝宝正确测量体温

首先，体温分为：腋温、口温、肛温、耳温。一般发热的诊断是以腋温为衡量标准的。

从实际操作来看，无论是方便程度、卫生程度、安全程度，都是腋温占有绝对优势。

不过，肛温最接近人体中心温度，但是肛温测量有一定难度。只有在宝宝特别小，腋温测量不方便，或者病因不明，且长期发热，发热原因待查时，才需测量肛温作对照。

测量耳温也比较方便，只需用耳温枪。但是耳温枪是借红外线测鼓膜（耳道内）温度，受外界干扰很大。特别是小于 3 岁的宝宝，耳道狭窄，耳屎比较多，测出来的结果不是很准确，不太推荐使用。如果使用耳温枪（因为方便），建议先把耳道清理干净，一边耳朵测 3 下，取中间值；或者两边耳道都测一下，取中间值。

水银体温计碎了怎么办

家中有水银体温计，就可能会出现体温计碎了的情况，父母不要掉以轻心。

转移宝宝

将宝宝抱离此房间，开窗通风。

搜集水银

戴上口罩、手套，可以先用白纸把水银聚集起来，形成大滴，再用注射器（去除针头）对准水银，快速抽吸。所有搜集完毕的水银，用一个密闭的瓶子装着，

再倒入自来水，盖上盖子，放到宝宝拿不到的地方。

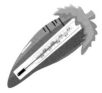

处理地面

处理地面的玻璃碴子；地面不平整的话，可能有细小水银残留，用硫黄粉（药店可买到）撒在地面处理水银，再清扫硫黄粉即可。

需要带宝宝去医院的情况

宝宝吃喝如常精神好，就不需要看医生转移宝宝：将宝宝抱离此房间，开窗通风。

不是一发热就要马上看医生，虽然每个家长都会有这样那样的担心，但是观察宝宝发热时的表现和行为，往往比测得的体温值更重要，这更能帮助家长判断需不需要带宝宝去医院。

如果宝宝虽然发热了，但是精神好，能被逗笑，吃喝如常，则父母不必太担心。但当出现以下情况时必须去医院。

1. 反复高热超过 40℃。

2. 2 岁以下持续发热超过 24 小时；2 岁以上持续发热超过 72 小时。

3. 宝宝看上去非常难受、嗜睡或烦躁不安。

4. 发热同时出现其他症状，比如脖子僵硬、严重头痛、咽喉痛、耳痛、皮疹、反复呕吐或腹泻。

不同年龄段宝宝发热的护理

不同年龄段宝宝发热的护理方法大致相同，但也会稍微有些不同。家长多了解些宝宝发热的护理方法，照顾宝宝会更加得心应手。

不同年龄段护理有不同

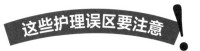

这些护理误区要注意！

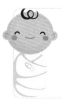

0~3 个月宝宝
不宜自行服退热药，要及时看医生。衣被不可过厚，合理喂养，按需哺乳。

4~12 个月宝宝
用湿毛巾擦拭身体，必要时服用退烧药，及时监测体温变化并补充水分。

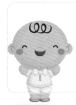

1~3 岁宝宝
多喝温开水，促使多排尿、多发汗而降温。如果体温仍上升，且持续高热要迅速就医。

● **只吃药而不用物理降温**
宝宝发热可以适当采用物理降温。一般情况下，体温达到 38.5℃时要用退热药；但如果宝宝状态好，可坚持物理降温。

● **退热贴能退热**
即使退热贴贴满全身，降温的效果依然不大。

● **不到 38.5℃不吃药**
有些宝宝即使体温不到 38.5℃，但是自觉症状较重，或者宝宝体温急剧上升，就要考虑用药。有过高热惊厥史的宝宝，体温达38℃或者体温快速上升时要用药。

0~3 个月宝宝还不会说话，家长需细心观察宝宝是否有异常表现，及时就医。

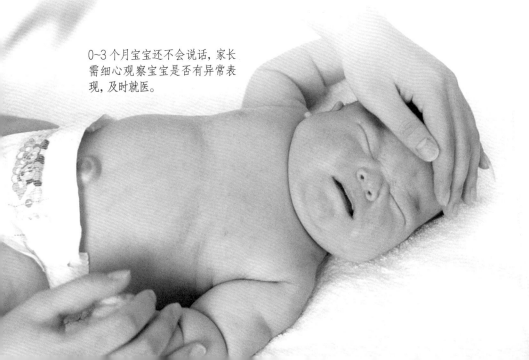

注意捂热综合征和低热

发热是一种症状，是机体对疾病的反应，也是体内抵抗感染的机制之一。既不能忽略，也不能过度治疗。

捂热综合征：过度捂宝宝会害了宝宝

捂热综合征是由于过度保暖、捂热过久引起婴儿缺氧、高热、大汗、脱水、昏迷的一种常见急症。

寒冷天气时，切忌把婴儿包裹得过紧、过严、过厚，更不要无限制地在婴儿被褥周围加热水袋等物；切忌给婴儿蒙脸睡，以防影响呼吸。一旦出现婴儿捂热综合征，应速送医院。

低热比高热更麻烦

高热会引起家长注意，积极诊治，对症治疗，宝宝恢复较快。其实低热对人体伤害也很大，各个系统出现病变都会引起低热。长期低热会造成身体免疫系统下降，有时家长反而会疏忽低热，导致疾病迁延，耽误治疗。

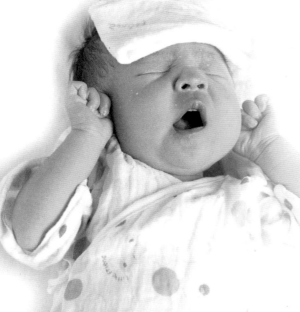

如何有效使用物理降温

宝宝高热，使用药物治疗是更简易、更快速的方法。除了药物降温外，还可使用物理降温，更安全、更有效。但需要合理看待物理降温，不要盲目夸大物理降温的作用，还要结合宝宝的身体状况及接受程度。

头部外敷

宝宝高热时用冷水敷头部需要根据实际情况判断是否可行。

如果宝宝的体温在38.5℃或以上，家长可以通过用冷水、冰水敷额头的方式来进行物理降温。因为宝宝发热是外界因素引起的体温中枢紊乱，所以用冷水敷头部，可以帮助头部进行散热，降低体温。

宝宝发高热早期时，可能会出现寒战、发冷，此时通常不可以用冷水敷头部，否则容易导致寒邪入侵，进而出现着凉感冒的情况。可以用热水擦拭身体，相应达到降温效果。

温水浴

澡盆中放好37~38℃的水给宝宝洗澡，不是为了洗干净，而是让宝宝多接触水以达到降温的目的。但要注意，如果周围环境温度低，也可只擦洗身体局部。

大多数情况下，口服退热药是退热的更简单的方法。如果宝宝对退热药过敏不能口服药物（比较少见），或服药后呕吐，则可使用温水擦浴让宝宝更舒服。

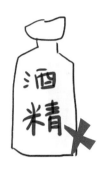

不推荐酒精擦浴

　　任何浓度的酒精都不行！因为酒精可能会被宝宝用嘴吸入或经皮肤吸收，引起很严重的副作用，比如酒精过敏，甚至休克、昏迷。

　　如果宝宝不配合温水擦浴，或温水擦浴让宝宝更紧张、更不舒服，就应停止温水擦浴，物理降温并不是给宝宝降温的最好方法。

　　进行物理降温时应注意如下情况：高热伴有畏寒的患儿；有出血倾向的患儿，比如患有白血病及其他血液病等的儿童禁用擦浴。

　　物理降温效果可能不令人满意，此时可采用药物降温，或者物理降温仅作为药物降温的辅助。

　　需要注意的是，除了持续的超高热外，一般情况下，发热不会对机体有损伤，反而是一种机体的自我保护。因此，既不要把物理降温看得那么神奇，也不要随便使用退热药。发热期间，注意让宝宝尽量多喝水，体温超过 38.5℃，且宝宝不舒服，需要考虑使用退热药，必要时立即带宝宝去医院就诊。

如果宝宝拒绝洗澡或洗澡时出现颤抖等情况，就不要采用温水浴降温的方式了。

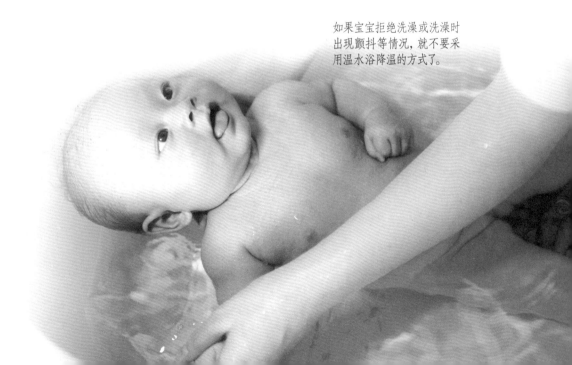

什么是热性惊厥

热性惊厥是小儿常见的惊厥之一。来得快也去得快，绝大多数预后良好，通常不会给宝宝造成影响。发病年龄6个月至3岁较多见，一般到6岁后随着大脑发育完善，惊厥症状会得到缓解。

热性惊厥大多在发热性疾病初期，是一种伴随发热出现的常见急症。一般发生在上呼吸道感染或其他感染性疾病初期，体温上升到38℃以上并出现惊厥，少数伴发于中耳炎、胃肠道感染或出疹性疾病初期。热性惊厥多发于发热24小时内、体温骤然上升时。

热性惊厥是一种伴随发热而出现的常见症状，通常不会影响宝宝智力发育。但当惊厥超过15分钟并伴有神志不正常等情况时，家长不能掉以轻心。

热性惊厥的症状

单纯型热性惊厥

多数为全身强直阵挛或阵挛性发作，少数为强直性发作或失张力发作。多发生在6个月至6岁之间的宝宝；同一热程中大多仅有一次发作；热性惊厥发作形式主要为全身性发作；每次发作持续时间短，一般数秒至10分钟；发作后意识较快恢复，预后良好。

复杂型热性惊厥

一次惊厥发作时间较长，会持续15分钟以上；同一热程中会发作2次或者以上；发作形式可为全身性，也可为局部性。

热性惊厥发展为癫痫或复杂型热性惊厥

宝宝6个月内或6岁后发病；家族有癫痫病史；去医院检查宝宝身体发热，消退后有癫痫样脑电图异常。

热性惊厥发生时如何护理宝宝

宝宝发生热性惊厥时，父母往往会手足无措。为了宝宝能得到最安全的护理，父母应该学习一些应对措施。

1. 应迅速将患儿抱到床上，使之平卧，解开衣扣、衣领、裤带，可采用物理方法降温（用温水擦拭全身）。

2. 将患儿头偏向一侧，以免痰液吸入气管引起窒息，并用手指甲掐人中穴（位于鼻唇沟上1/3处）。

3. 患儿抽搐时，不能喂水、喂食，以免误入气管发生窒息，可把裹布的筷子塞在患儿的上牙、下牙之间，以免其咬伤舌头并保障呼吸道通畅。进行家庭处理的同时应就近就医，在注射镇静及退热针后，一般抽搐就能停止。切忌长途跑去大医院，以免延误治疗时机。

热性惊厥的原因

热性惊厥的原因可分为感染性与非感染性两大类，因表现无差异，所以宝宝一旦发生惊厥，妈妈必须带宝宝到医院确诊，查明是由何种原因引起的惊厥。

感染性

颅内感染

见于脑膜炎、脑炎、脑脓肿等，以化脓性脑膜炎和病毒性脑炎为多。

颅外感染

由高热、急性中毒性脑病及脑部微循环障碍引起的脑细胞缺血、组织水肿可导致惊厥。在小儿大脑发育的特殊时期，可因发热出现其特殊的惊厥——热性惊厥，是颅外感染中最常见的惊厥类型。由于小儿中枢神经系统以外的感染所致的在 38℃以上发热时出现的惊厥，多发生在上呼吸道感染或某些传染病初期。

非感染性

颅内疾病

常见于颅脑损伤、颅脑缺氧、颅内出血、颅内占位性疾病、脑发育异常、脑性瘫痪及神经皮肤综合征。另外，还有脑退行性病变等。

颅外疾病

癫痫综合征：比如，癫痫大发作、婴儿痉挛症。

代谢异常：比如，半乳糖血症、糖原病、遗传性果糖不耐受症等先天性糖代谢异常。

中毒：儿童常因误服毒物、药物或药物过量，毒物直接作用或中毒所致代谢紊乱、缺氧等间接影响脑功能而致惊厥。

水电解质紊乱：如严重脱水、低血钙、低血镁、低血钠、高血钠。

其他：急性心功能性脑缺血综合征、高血压脑病、红细胞增多症、维生素 B_1或维生素 B_6缺乏症等。

热性惊厥异常症状与检查项目

● 发作时间
发热最初的几小时。

● 持续时间
热性惊厥超过 15 分钟。

● 发作频率
一次惊厥后再次惊厥。

● 临床表现
伴有喷射式呕吐，惊厥后昏睡不起或者神志不清醒等症状。

● 脑电图
排除是否癫痫，无创、无辐射。

● 腰椎穿刺
高度怀疑脑部有感染、出血或压力过高。

● 颅脑 CT
辐射性强，对身体有一定伤害。

● 颅脑磁共振
提供有参考价值的医学影像。

避免反复惊厥而引起后遗症

宝宝反复抽搐发作对大脑有很大损害，所以要避免反复惊厥而引起的脑损伤致智力障碍。大约有 20% 的宝宝会变成癫痫，热性惊厥持续时间较长，发作又频繁，发作后会出现昏睡，有的则在体温不是很高（38℃以下）时也发生惊厥。少数复杂型热性惊厥的患儿会有不同程度的智力发育滞后，因此只有防止惊厥的发生才能减少后遗症。

退热是关键

持续发热会损害人体健康，造成人体器官和组织的协调功能失常。这时，给宝宝退热是关键。

宝宝一旦发热，体温在短时间内就会大幅上升。因此发生过热性惊厥的患儿在发热时，家长应密切观察其体温变化，一旦体温达 38.5℃以上时，应积极退热。退热的方法有两种：一是物理退热；二是药物退热。

在医生指导下，服用抗惊厥药物。即使平时不用药，只在每次发热性疾病的初期出现惊厥，当体温升高达 37.5℃时，也需要立即口服安定或苯妥英钠等镇静药，也可用栓剂。长期服用抗惊厥药物。对每年发作 5 次以上的热性惊厥患儿、每次热性惊厥发作持续时间超过 30 分钟者，可以长期服用抗惊厥药物，同时也要注意药物的不良反应。

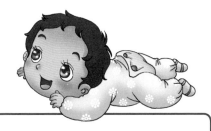

怎样预防再发热性惊厥

热性惊厥为引起小儿惊厥最常见的病因之一，预防热性惊厥复发，主要在两个方面：一是热性惊厥的患儿，注意锻炼身体，增强体质，预防上呼吸道感染等疾病，清除慢性感染病灶，尽量减少或避免在婴幼儿期患急性发热性疾病，这对降低热性惊厥的复发率有重要意义。二是间歇或长期服用抗惊厥药预防热性惊厥复发。

预防宝宝热性惊厥的办法

给宝宝充足的睡眠时间。一般年龄越小的宝宝睡眠时间越长，妈妈要保证宝宝的睡眠时间充足，有利于身体机能和免疫力的增长。

提高免疫力。加强营养，合理膳食，并经常进行户外活动增强体质、提高抵抗力。必要时在医生指导下使用一些提高免疫力功能的药物。

预防感冒。随天气变化增减衣物，尽量不要到公共场所、流动人口较多的地方去。如果家人感冒需要戴口罩，并且要少接触宝宝。每天开窗通风，保持室内空气流通。

积极退热。当宝宝的体温在 38.5℃以下时，可采用"温水擦全身，适当多喝水，清淡饮食，适度活动"的方式护理；体温如果在 38.5 ℃以上时需药物退热。常见擦浴方式是温水擦浴。

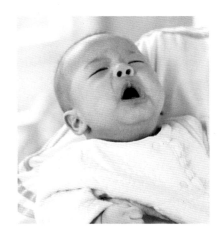

高热超过 5 天，谨防川崎病

川崎病又称皮肤黏膜淋巴结综合征，常发生在 5 岁以下的儿童身上，此病不难治疗，但如果得不到及时治疗，拖延下去，就会引起血管炎症，连累心脏的冠状动脉，形成动脉瘤，就会有生命危险了。川崎病在亚洲发病率较高，特别是日本、韩国较常见，高发年龄是 6 个月至 5 岁，冬天以及早春是高发季节，但不会在儿童之间互相传染。

眼红嘴红全身红，小家伙开始变急躁

说到川崎病，大多数家长可能有点陌生，但皮皮妈妈每次想到这个疾病的名称就后怕不已。皮皮 1 岁半了，有一次发热 38.5℃，"身经百战"的皮皮妈妈像以往一样给皮皮在家吃药降温护理，可是发热 5 天后，病情还是反复，皮皮妈妈有些担心，并开始留心皮皮身上每一处细微变化：皮皮的舌头变得很红，上面还有凸起的红点，像草莓一样，眼睛也红彤彤的；皮皮难受的时候边哭边挥着小拳头捶妈妈。皮皮妈妈意识到这和以往单纯的发热并不相同，就马上带宝宝去医院，最后确诊为川崎病，住院一周后康复出院。

并非疑难杂症，早治疗是关键

截至目前，川崎病的病因并不清楚，找不到明确导致川崎病的细菌、病毒或毒素，没有特异性的检查辅助明确川崎病的诊断，因此诊断就是依据川崎病典型的临床表现和排除其他疾病。

在宝宝发病的 12 天内都算川崎病的黄金治疗期，尽早静脉输注丙种球蛋白能将发生冠脉瘤的风险降到较低水平。除了丙种球蛋白外，还需要阿司匹林药物治疗，阿司匹林能降低血管发生血凝块的可能性，即起到抗凝的作用。如果能及早诊断、及早治疗，川崎病导致心脏并发症的概率并不大。

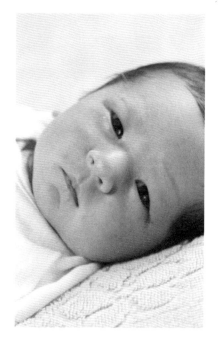

川崎病的典型临床表现

川崎病的典型临床表现除了包括至少 5 天以上抗生素治疗无效的高热外，还包括下面 6 项表现（至少 4 项）：

眼睛红肿：特别是巩膜（即眼白部分）充血明显。

嘴唇红肿或干裂：伴或不伴草莓舌（舌体红、舌乳头凸出）。

淋巴结肿大：特别是颈部一侧淋巴结肿大直径超过1.5厘米。

四肢发红肿胀：伴或不伴指（趾）端皮肤剥落。

皮疹：局部或者全身的红色皮疹，用尿不湿的地方往往更严重，特别是 6 个月以下的婴儿症状明显。

感冒

上呼吸道感染俗称"感冒"，是小儿常见的疾病，主要侵犯鼻、咽喉、扁桃体。多种细菌、病毒均可引起感冒，其中尤其以病毒感染较多，约占 90%。病毒感染后可继发细菌感染。本病症状轻重不一，与年龄、病原体、机体抵抗力等有关，大一点的宝宝症状轻，婴幼儿症状可能会较重。每年冬季，预防宝宝感冒是家长要做的必修课。

普通感冒和流行性感冒

普通感冒：一般起病较缓，发热不会超过 39℃，常呈散发性，一年四季都有可能发生。病情较轻，症状不重，多无传染性。上呼吸道感染症状，比如咳嗽、咽痛等比较明显，头痛、全身酸痛、畏寒、发热等较轻。一般经 5~7 天可痊愈。

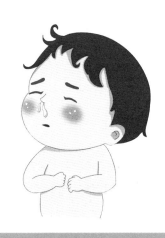

	流行性感冒	普通感冒
症状	或流涕或喉咙痛 或咳嗽，必然发热	或流涕或喉咙痛 或咳嗽或发热
发热特点	必然发热 一旦发热必超过 38.5℃ 并持续 3~4 天	不一定发热 即便发热也是温度由低逐渐变高
精神状态	极度虚弱倦怠 精神萎靡不振	精神状态良好 基本生活不太受影响
传染性	高传染性、群发性	传染性不一
痊愈周期	1~2 周	2~5 天
并发症	肺炎、脑炎、神经症状等	并发症很少见
就医方案	一旦怀疑，立即就医	在家护理，即可自愈

流行性感冒和普通感冒的区别

流行性感冒：起病比较急，体温常超过 39℃，有明显的传染性及流行性，好发于冬季，以经常形成区域性流行为主要特征。上呼吸道症状较轻，伴有高热恶寒，无汗或出汗后仍高热不退，目赤、咽红，或见扁桃体肿大、头痛、全身肌肉疼痛、嗜睡、精神萎靡，或恶心、呕吐等症状。有的宝宝还伴有腹痛、腹胀、腹泻、呕吐等消化系统疾病症状，甚至发生惊厥。

流行性感冒以打喷嚏和咳嗽等飞沫传播为主，在人群密集、空气不流通的地方，病毒以气溶胶的形式传播。因此在流感高发季，出门给宝宝戴上口罩，在家注意开窗通风。

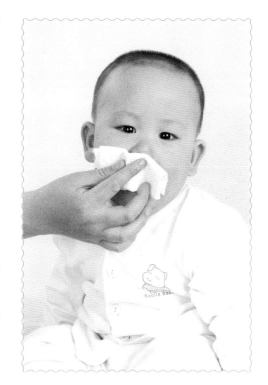

需要带宝宝去医院的情况

感冒是宝宝常见的疾病之一，一般都有个过程，出现发热、流涕、咳嗽等症状，如果普通病毒感染，中毒症状轻，宝宝精神好、能吃能玩，即使有些症状，也可以在家观察，扛一扛。但如果宝宝小于 3 月龄，精神不振、少吃少玩，反应不如以前灵活，面色苍白，还是建议去医院，以免贻误治疗时机。

轻度感冒可以在家自己护理，多给宝宝喝水；中度感冒时，可以对症治疗；严重感冒导致发高热就需要马上去医院了。

轻度症状 在家护理

流鼻涕、嘴唇发干、口渴等。

中度症状 在家护理

不断打喷嚏，体温升高但不超过 38.5℃。

明显症状 挂儿科急诊

身体高热、大汗淋漓、面色发灰、哭声微弱、呼吸急促或呼吸困难、口周发紫，严重的惊厥抽搐、昏迷。

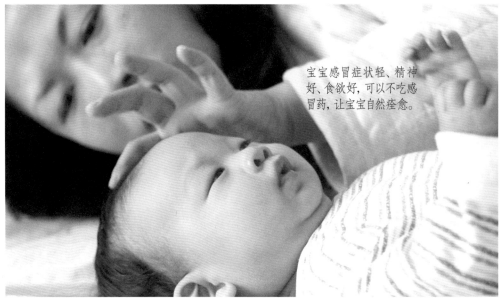

宝宝感冒症状轻、精神好、食欲好，可以不吃感冒药，让宝宝自然痊愈。

不要给宝宝乱吃感冒药

普通感冒也叫急性上呼吸道感染，是儿童常见病。平均每个儿童一年要感冒 7~8 次，自然病程 7~10 天，90% 以上由病毒感染引起，绝大多数都可以自愈。症状很轻的感冒和咳嗽通常不需要任何治疗，多数宝宝即使有轻微的咳嗽和鼻塞仍然很开心，正常玩耍，睡眠很安稳。家长只要对症处理，缓解宝宝身体不适即可。

治疗感冒和咳嗽的药物很多都是非处方药（OTC），在药店很容易买到。但对于 4 岁以下的婴幼儿来说，这些感冒药反而可能会引起病情加重，因为流鼻涕、咳嗽排痰其实是排病毒的过程，药物减轻这些症状的同时有可能抑制病毒的排出，甚至掩盖住迅速变化的病情，所以不建议 4 岁以下的儿童服用这些药物。4~6 岁的儿童只有在医生的建议下才可以服用，6 岁以后服用相对比较安全，但要严格按照规定的剂量服用。

普通感冒和咳嗽，可以在家进行正确护理，不仅安全经济，还非常有效。

宝宝感冒时的护理方法

如果体温超过 38.5℃，就要立即物理降温或药物降温。采用物理降温时，如果宝宝出现寒战时要停止。要让宝宝充分休息，注意饮食，以流质食物为主。

不同症状的护理方法

流鼻涕：流鼻涕的过程其实就是排出病毒的过程。所以让鼻涕流出来或吸出来就可以了，不要想办法阻止鼻涕流出。如果宝宝鼻涕太多，可轻揉鼻子或用热敷法，或者用吸鼻器吸出黏稠的鼻涕。

鼻塞：用盐水喷鼻或滴鼻可以缓解鼻塞症状，如果家里没有盐水喷鼻剂或滴鼻液，温开水也可以起到很好的效果。每侧鼻孔 2~3 喷，一侧喷完再喷另一侧，不限次数，只要鼻塞就可以用，特别是婴儿吃奶前喷鼻或滴鼻，可以让他正常吸吮、防止呛咳。

生理盐水喷鼻剂或滴鼻液是 OTC 药物，不要在家里自己配制，无菌生理盐水在药店、医院、网络上购买方便快捷，无须自己配制。自己配制的喷鼻剂或滴鼻液有导致感染的可能。对于稠厚的鼻涕可以用湿棉签轻轻去除。

咳嗽：小于 3 个月的婴儿咳嗽，要及时看医生；3 个月至 1 岁的宝宝，可以喝温水、苹果汁等止咳，在咳嗽时每次喝 5~15 毫升，每天 4 次。蜂蜜可以稀释痰液缓解咳嗽，1 岁之内不建议喝蜂蜜；1 岁以后的宝宝，可以喝蜂蜜止咳，每次 2~5 毫升。研究发现，蜂蜜对于减轻宝宝夜间咳嗽的频率和严重程度有一定效果。

补充水分：帮助宝宝在感冒咳嗽期间喝足够的水，这样可以稀释宝宝的分泌物，更容易咳出痰和排出鼻涕。

保证足够的湿度：湿润的空气能防止鼻黏膜干燥，让气管保持润滑，空气的相对湿度最好保持在 50%~60%。

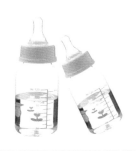

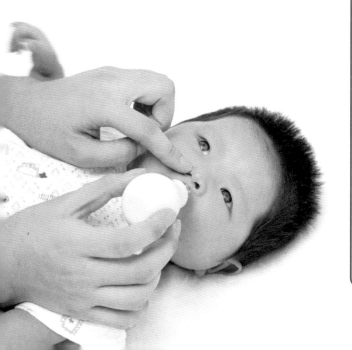

总是流鼻涕

有些宝宝经常流鼻涕，父母刚给他擦掉，过一会儿鼻涕又出来了。出现这种情况的原因主要是鼻黏膜纤毛运动引起的。

正常人每天会分泌数百毫升的鼻涕，只不过这些鼻涕都顺着鼻黏膜纤毛运动的方向流向鼻后孔了。一部分通过咽喉被吞下，一部分被咳出变成痰，还有一部分蒸发干结，这样一般也就没有鼻涕从鼻腔流出了。但婴幼儿的鼻腔黏膜血管比成人的要丰富，分泌物也较多，加上神经系统对鼻黏膜分泌及纤毛运动的调节功能尚未健全，而且宝宝自己又不会擤鼻涕，所以经常会流清鼻涕。

排除其他疾病因素，如果宝宝经常流清涕，爸爸妈妈也无须担心，只要经常为宝宝擦干净就好了。

流感的预防

流感由流感病毒引起，传染性很强，传播很快，常在幼儿园或学校迅速传播。流感季节是从每年的深秋到来年的春末，流感主要在冬季的几个月流行。每年这个时期，有不少小学、幼儿园的宝宝集体生病，有的班级甚至停课，家长们自然很着急。

流感是如何传播的

流感传播的主要途径是流感患者在咳嗽、打喷嚏或说话时喷出的一些带有流感病毒的飞沫。这些飞沫落到附近人的口鼻上，就有可能传染。这些人往往是身边的家人、同事等关系亲密的人。还有少数情况是宝宝直接接触了有流感病毒附着的物品，然后又直接接触了自己的口鼻或眼睛。

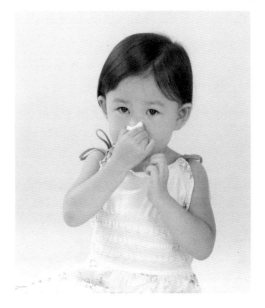

病毒传播的过程听起来很不舒服，但无时无刻不在发生，比如打喷嚏、咳嗽时不捂住口鼻，任飞沫喷到空气里，或者虽然用手捂住口鼻但没有及时洗手。擦鼻子的纸巾或手帕如果一直攥在手里，含有病毒的分泌物黏在手上，也会引起传播。

流感的预防措施

咳嗽、打喷嚏时用纸巾覆盖住口鼻，并且用过的纸巾要马上扔到带有盖子的垃圾桶里，然后洗手。勤洗手，如果临时不方便洗手，可用含酒精的免洗洗手液清洁。避免待在人群密集的环境中太久，尽量不要直接用手揉擦眼睛和口鼻。如果家中已有患流感的病人，尽量不接触。家里的物品，特别是宝宝的玩具要用家用消毒剂及时擦拭。

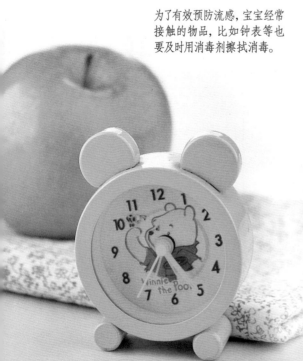

为了有效预防流感，宝宝经常接触的物品，比如钟表等也要及时用消毒剂擦拭消毒。

为什么宝宝总反复感冒

宝宝因为免疫系统发育不完善，所以常患感冒，2岁以内的宝宝一年可能患7~8次的感冒。幼儿园宝宝多，可能交叉感染，因此感冒会更常见。

反复感冒的宝宝一般体质相对比较弱，有些宝宝还会出现营养不良、佝偻病等症状。先天不足、母乳不足、偏食或者营养摄入不均衡等，都会影响宝宝的抵抗力，容易反复感冒。

在临床上经常见到反复感冒的宝宝，称为反复呼吸道感染。他们的体质往往比健康的宝宝虚弱很多，具体的表现就是出汗多、吃饭不香、身材瘦弱、肌肉松软、面色萎黄或苍白、经常腹泻等。

宝宝体质虚弱的原因有很多种，比如早产、过早断奶、营养不良、脾胃运化能力比较弱、户外活动比较少、晒太阳的时间比正常的宝宝少，或者长期服用某些药物损伤了机体健康等。

感冒过后，宝宝的身体经过了与病邪的交战，能量消耗大，也会损伤肺脾。很多家长忽视了感冒过后的阶段，没有及时给宝宝继续调理以增强体质。现代研究表明，脾虚宝宝的免疫功能均比健康宝宝弱。肺脾之气不足，抵抗力自然就弱，这样就给感冒提供了"温床"，所以在环境温度变化的时候，容易再次患上感冒。

中医认为，反复感冒的调养要从肺脾两脏着手，通过补肺、健脾、益气的方法，达到增强食欲、促进吸收、扶正固本、增强抵抗力、减少感冒发生的目的。

防治感冒的方法

小儿脏腑娇嫩，肺常不足，口鼻通于肺，加上免疫力较弱，气候变化时，肺部很容易被感染，从而导致呼吸系统疾病。预防感冒，需要帮助宝宝养成良好的生活方式，保证良好的饮食习惯和充足的睡眠，还要加强体育锻炼，提高免疫力。

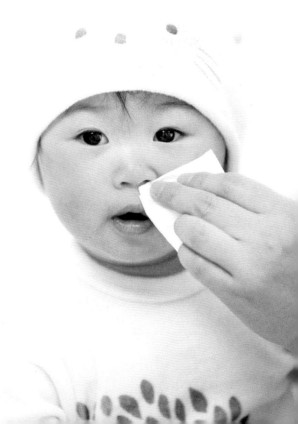

咳嗽

咳嗽与发热一样，是宝宝的常见症状之一，也是呼吸系统疾病的共有症状。咳嗽是人体排出异物的一种自我保护途径，并不完全是一件坏事。但当宝宝被咳嗽烦扰时，家长要根据宝宝的精神状态和表现来采取相应的措施。咳嗽以冬春季节发病率最高，多见于 6 岁以下的宝宝。咳嗽一般和呼吸系统疾病有关，比如感冒、支气管炎等，需要根据不同病因进行护理。

如何分清咳嗽的性质

咳嗽如果伴随着发热和流鼻涕，则是感冒的症状。如果感冒过后继续咳嗽，则要诊断是否患了支气管炎。如果晚上咳嗽得厉害，有可能是喘息性支气管炎。剧烈咳嗽伴有呼吸急促、咳痰，甚至胸痛的多属肺炎。咳嗽时不发热，但呼吸困难，则要警惕是否是哮喘。咳嗽阵作，并有回声，常为百日咳；咳声嘶哑，呼吸困难如同犬吠声，常见于喉炎。如果没有明显的征兆而突然剧烈咳嗽，同时有呼吸困难、脸色发青等症状，则需要马上观察是否吞食了异物。

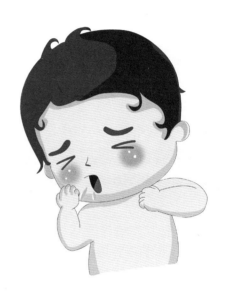

咳嗽期间适当饮用鲜榨果蔬汁，补充维生素，有利于病情消退。

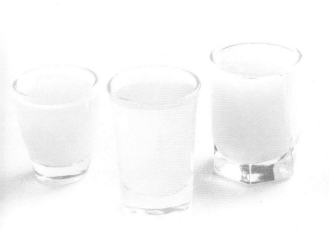

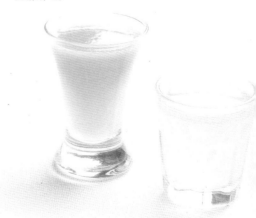

与咳嗽相关的常见疾病

咳嗽和发热一样，本身不是一种疾病，是儿童呼吸道不适很常见的一种症状。如果宝宝感冒了，他的咳嗽声听起来像是有痰，也有可能是干咳；如果是深沉、刺耳的咳嗽声，可能是气管或支气管炎；如果伴有发热、呼吸困难，咳起来类似于小狗叫，则可能是喉炎。

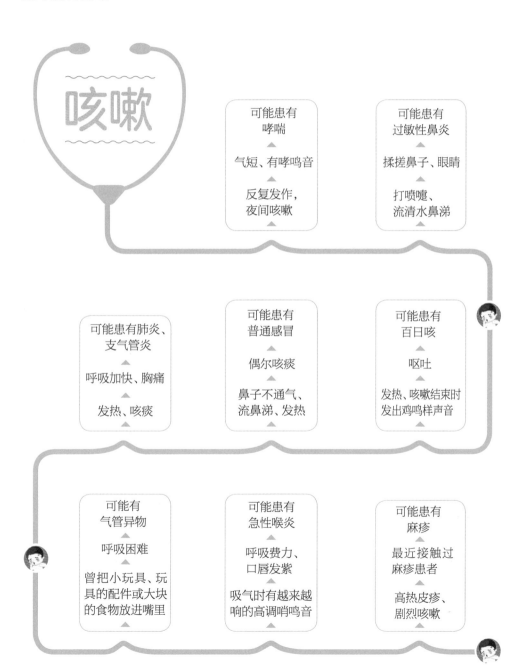

咳嗽

可能患有
哮喘
▲
气短、有哮鸣音
▲
反复发作，
夜间咳嗽
▲

可能患有
过敏性鼻炎
▲
揉搓鼻子、眼睛
▲
打喷嚏、
流清水鼻涕
▲

可能患有肺炎、
支气管炎
▲
呼吸加快、胸痛
▲
发热、咳痰
▲

可能患有
普通感冒
▲
偶尔咳痰
▲
鼻子不通气、
流鼻涕、发热
▲

可能患有
百日咳
▲
呕吐
▲
发热、咳嗽结束时
发出鸡鸣样声音
▲

可能有
气管异物
▲
呼吸困难
▲
曾把小玩具、玩
具的配件或大块
的食物放进嘴里
▲

可能患有
急性喉炎
▲
呼吸费力、
口唇发紫
▲
吸气时有越来越
响的高调哨鸣音
▲

可能患有
麻疹
▲
最近接触过
麻疹患者
▲
高热皮疹、
剧烈咳嗽
▲

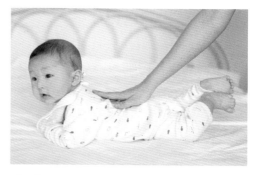

需要带宝宝去医院的情况

宝宝的咳嗽是一种症状，是呼吸道往外驱逐病毒时产生的正常反应，可分为以下三种。

持续咳嗽：感冒后出现的咳嗽，偶尔干咳或有痰，会持续 1~3 周。宝宝吃得香，玩得开心，不必特别担心。

夜间咳嗽：白天不咳夜里咳，有时还会咳醒，影响睡眠，精神不好。

严重咳嗽：发热伴随咳嗽一起出现，咳出黄绿色的痰液、呕吐、呼吸急促，大点的宝宝会说胸痛。

宝宝有点咳嗽、精神状况尚好，基本不影响饮食，家长可以在家观察，对症处理。当宝宝出现严重咳嗽、有痰咳不出、气喘、呼吸加快、口周发紫、面色苍白、精神萎靡或烦躁不安、呼吸节律不规则等，应立即带宝宝去医院。

宝宝咳嗽时的护理方法

咳嗽是呼吸道的一种保护性反应，咳嗽了不是要马上止咳，而应尽快消炎、排痰，必要时缓解咳嗽症状。

拍背促排痰

宝宝剧烈咳嗽时，家长可轻拍宝宝的后背，帮助吐痰，即使有呕吐也无妨。多数宝宝吐出痰后咳嗽会减轻。

咳嗽得呕吐时，要尽量抬高宝宝的身体，让宝宝坐直或者侧躺。一定不要让宝宝平躺，以避免呕吐物堵住呼吸道或进入耳朵。

宝宝平躺时，上身稍微垫高些，有利于宝宝呼吸通畅。痰如果堵住喉咙，要分多次喂少量温开水以化痰。每日保证充足的饮水量，避免痰液过分黏稠难以咳出。

加湿空气，湿化气道

家里没有雾化机，可以试用下面的方法：倒杯温水，放在宝宝口鼻下方让宝宝闻闻雾气，深呼吸，注意不要烫伤；或者打开花洒，放出热水，有雾气出来时让宝宝进去待一会儿，都可以湿化气道，稀释痰液。如果宝宝哭闹剧烈，此法无效，试试多饮温水。

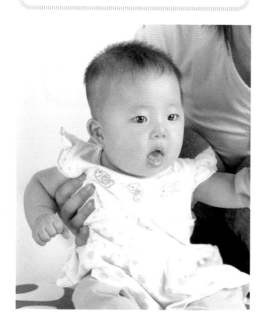

咳嗽期间的饮食安排

咳嗽是人体自我保护的一种反应，主要是为了清除呼吸道内的分泌物或异物，但长期剧烈咳嗽可能会导致呼吸道出血。因此，需要合理看待宝宝的咳嗽。有的家长一听到宝宝咳嗽几下，马上变得紧张起来，生怕宝宝咳嗽出大问题，其实这是没有必要的。

增加营养，增加优质蛋白的摄入

咳嗽期间更需要增加营养，增加优质蛋白的摄入，以利于机体抵抗疾病。然而，由于咳嗽或伴有其他症状，可能会影响到宝宝的食欲，导致宝宝不肯吃饭等问题。因此，如果宝宝愿意进食，就尽可能让宝宝正常吃饭，注意奶类、肉类等摄入。如果宝宝不愿意吃蔬菜和水果，此时可以适量喝点果蔬汁。如果宝宝吃饭很少，但愿意喝奶，可以适量增加奶的摄入量，必要时可以摄入一些高营养、高热量的医用特殊配方食品。

宝宝咳嗽可以吃水果

宝宝一旦咳嗽，很多家长不敢给宝宝吃水果，认为水果会加重咳嗽。其实，

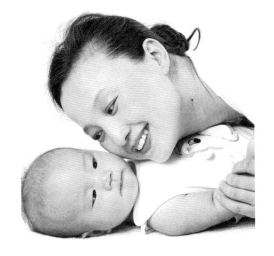

一般情况下，可以继续进食水果，如果冬季天冷，可以将水果用热水泡一下，也可以将水果（如苹果、梨）煮熟。

蜂蜜具有一定的止咳效果，1岁以上的宝宝可以试试喝点蜂蜜水或食用蜂蜜水果羹。冰糖雪梨水可以止咳，咳嗽期间可以作为宝宝饮食的补充。

咳嗽期间也可以适当吃些水果，冬天可把水果暖热后再吃。

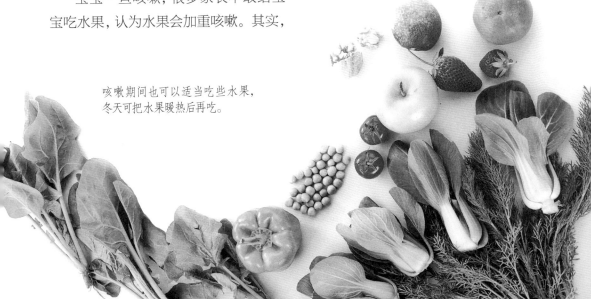

夜间咳嗽应就医

宝宝夜里容易咳嗽。家长应该观察宝宝是否一躺下就咳嗽，还是过一段时间才开始咳嗽。宝宝鼻子堵塞，呼吸不畅，一段时间后分泌物流到咽喉，引起咳嗽，深睡眠后咳嗽减少或不咳，这可能是鼻子的问题，应到耳鼻喉科就诊。如果宝宝一躺下就咳嗽，呼吸道受刺激，不能好好睡觉，长时间咳嗽停不下来，可能是咳嗽变异性哮喘或过敏性咳嗽等。

家长可以使宝宝保持侧卧状态，把耳朵贴到宝宝的后背，听宝宝的呼吸声。如果宝宝的呼吸声不顺畅，有很多嘈杂的声音，那么宝宝支气管可能出现了问题；如果宝宝的呼吸带有喘促声，有可能是支气管哮喘或喘息性支气管炎。不管是哪种情况，都应该及时去医院进行专业诊疗。

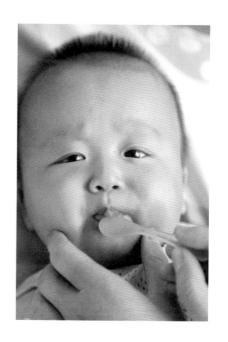

不要给 4 岁以下的宝宝服用止咳药

"咳嗽当然要先止咳"，这是很多家长的固有观念，其实"强力镇压"的方法不可取，"耐心疏导"才科学。咳嗽和发热一样，只是一种症状，不是病因。找到病因，把疾病治疗好，咳嗽自然就会消失。不考虑病因，就盲目给宝宝吃止咳药，是本末倒置的行为。

镇咳不等于止咳：服用止咳药，咳嗽一时被强行抑制了，但细菌的最佳"肥料"——痰液，依然停留在呼吸道内，不仅会掩盖引起咳嗽的病因，还会加重感染，甚至堵塞气管。

痰液排不出，咳嗽很难治得好：宝宝咳嗽有痰，当然优先考虑祛痰，但祛痰需要一个过程，家长一定要有耐心。

咳嗽发作时，轻轻拍宝宝的背两侧，每侧 10 次以上，每天拍 4 次，可以帮助宝宝把呼吸道中的黏液排出来。同时，净化室内空气，也可以缓解咳嗽。

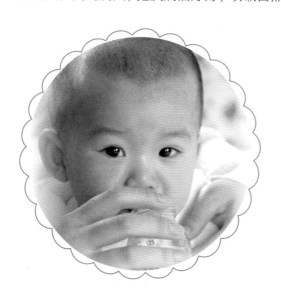

宝宝有痰咳不出怎么办

宝宝年龄小，不会吐痰，即使痰液已咳出，有时也会再吞下。家长可以用以下几种方法帮助宝宝排痰。

拍拍宝宝的背部

家长可以通过拍背的方式帮助宝宝吐痰，拍背时，注意手劲要适度，能感觉到宝宝背部有振动就可以了。注意拍背的手背要拱起，手掌要呈空心状；从下向上，由外而内，拍宝宝两侧背部；要交替进行，拍到背部振动。两侧背部每侧拍 3~5 分钟，每天两三次即可。

多喝温热的白开水

要多给宝宝喝温热的白开水，充足的水分能有效地帮助宝宝稀释痰液，有利于痰液的咳出。饮食也要尽量清淡。

手指抠痰

发现口腔里有黏液痰，而宝宝不会吐时，家长可将手指伸进口腔抠出来或者拍其背部，帮助吐痰，即使有呕吐也无妨。

怎么区分肺炎还是普通咳嗽

和许多感染一样，肺炎会有发热、出汗、全身皮肤潮红等症状。和平时相比，宝宝患肺炎时可能会表现出呼吸困难、食欲缺乏、无精打采。婴幼儿表现为哭闹、面色苍白或无力。

很多家长带着发热、咳嗽的宝宝急急求医，生怕久咳不愈会引起肺炎。宝宝咳嗽只是肺炎的部分症状，而并非咳嗽导致的肺炎。过去，因为医疗卫生条件有限，肺炎是比较危险的疾病，但现在，只要得到恰当和及时的治疗，宝宝可以康复。

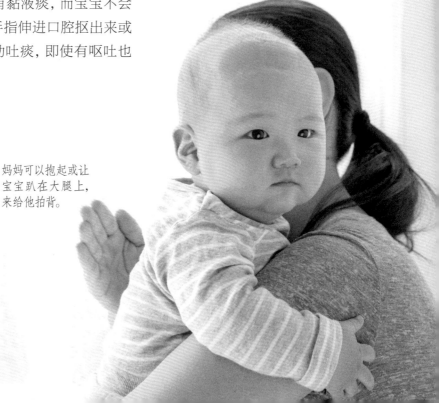

妈妈可以抱起或让宝宝趴在大腿上，来给他拍背。

腹泻

腹泻是儿童非常常见的疾病，几乎没有宝宝没得过腹泻，轻度的腹泻无须药物治疗，也不需要马上去医院，在家护理就能解决。有的家长一看到宝宝大便变稀就马上紧张起来，认为宝宝腹泻了，甚至自作主张给宝宝用上抗生素。其实，这里面有很多误区。家长对小儿腹泻真正了解吗？小儿腹泻到底该如何护理呢？

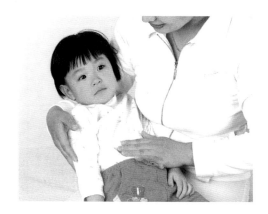

什么情况下叫腹泻

腹泻是以频繁排泄稀水样大便为特征的一种症状。

腹泻是宝宝常见的疾病之一，可由多种病因引起，临床上以大便次数增多、大便质地稀薄或如水样为特征。宝宝腹泻多见于 2 岁以下的婴幼儿，而且年龄愈小，发病率愈高；发病时间虽无明显季节性，但以夏季和秋季最为多见。宝宝在不同季节发生腹泻，症状表现也会有所不同。

婴幼儿很容易发生腹泻。轻者治疗得当，预后良好；重者起病急骤，泻下过度，则易致气阴两伤；久泻迁延不愈者，则易转为营养不良。

怎么区分宝宝腹泻是细菌性还是病毒性

造成病毒性腹泻最常见的是轮状病毒感染，多发于秋季，所以又叫秋季腹泻，但各个季节都可发生。而细菌感染最显著的标志是大便中带有血丝，感染的细菌通常有大肠杆菌、沙门氏菌等。

大多数情况下，宝宝的腹泻是由病毒感染引起的，而家中饲养宠物会增加宝宝患上细菌性胃肠炎的概率。所以如果家中饲养了宠物，尤其是爬行类宠物，一定要向医生特别说明。

在添加蛋黄、乳类、肉类等辅食时，如果添加过多、过快，宝宝娇嫩的肠胃难以接受，也易导致腹泻。

宝宝腹泻的常见原因

1 抗生素治疗引起的菌群紊乱。　2 感冒。

3 食物不耐受。　4 病毒感染，常见的如轮状病毒。

5 细菌感染，常见的如大肠杆菌。

宝宝腹泻时的护理方法

不要禁食，及时补水。不论何种病因的腹泻，宝宝的消化道功能虽然降低了，但仍可消化吸收部分营养素，所以吃母乳的宝宝要继续哺喂，吃配方奶的宝宝，每次奶量可以减少 1/3 左右，奶中稍加些水。另外，尽可能地让宝宝喝水。如果宝宝已经有脱水的表现了，就要及时补液，不光是喝水，还要补充电解质。

脱水及时治疗。当宝宝腹泻严重，伴有呕吐、发热、口渴、口唇发干、尿少或无尿等症状。这说明已经引起脱水了，应及时将宝宝送到医院去治疗。

不要滥用抗生素。很多病情轻的腹泻不需要抗生素等消炎药，就可以自愈。如果乱服用抗生素，不仅无效，反而还会引起宝宝肠道菌群紊乱，使腹泻加重。

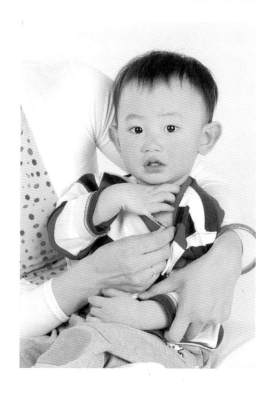

需要带宝宝去医院的情况

宝宝有腹泻的症状，但腹泻次数每天不超过 4 次，家长可以在家观察，对症处理。但若出现以下情况需及时就医：

1. 腹泻引起严重的脱水。

2. 大便中带血或血便。

3. 发热超过 24 小时或高热超过 39℃。

4. 呕吐超过 12 小时，呕吐物中含黄绿色胆汁样物、血样物或咖啡样物。

5. 明显腹胀。

6. 拒绝吃东西、喝水。

7. 嘴唇干，眼窝凹陷，皮肤弹性变差。

8. 严重的腹痛。

9. 出现皮疹或黄疸。

10. 出现精神上的异常，比如嗜睡、精神萎靡不振、过度兴奋等。

此外，如果宝宝腹泻超过 2 周，就可能存在比较严重的肠道问题了，需及时带宝宝去医院检查。医生需要寻找病因，确保不会发生营养不良。

宝宝腹泻，预防脱水是关键

如果宝宝出现腹泻，或者呕吐和腹泻同时出现，家长最应该担心的是他是否脱水。

健康宝宝身体里的盐分和水分比例是平衡的，腹泻会破坏这种平衡，使身体内的盐分和水分大量流失，也就是脱水。严重脱水会导致休克，越小的宝宝，体重越轻，越容易有脱水的危险。一天腹泻十几次，如果不及时补充水分，严重时会危及生命。

一般来说，宝宝脱水分为轻度、中度、重度三个等级，轻、中度脱水可以在家护理，并不需要输液。但是如果尝试了所有的办法，还是无法缓解脱水症状，宝宝正面临重度脱水的威胁，就应该去医院求助医生，医生会给出合理的补水方案。

比较胖的宝宝有时脱水很严重，但是症状往往不怎么明显，比较消瘦的宝宝脱水症状却能很快表现出来，且比较明显，因此需及时为胖宝宝补充水分。

● **轻度脱水**

轻度脱水的宝宝失水量约为体重的 5%，宝宝口唇略干燥；小便次数比平时少；哭时眼泪减少；眼眶、囟门不凹陷；皮肤弹性好；精神稍差。

● **中度脱水**

中度脱水的失水量占体重的 5%~10%，宝宝口唇干燥；小便次数比平时明显减少；哭时眼泪更少；眼眶、囟门能看到明显凹陷；皮肤弹性变差；精神萎靡或烦躁。

● **重度脱水**

重度脱水失水量占体重的 10% 以上，宝宝口唇很干；无小便；哭时无眼泪；眼眶、囟门能看到很深的凹陷；皮肤皱褶无弹性；尿极少或无尿、皮肤发凉；精神萎靡甚至昏迷。

通过宝宝的面色不一定能看出真正的脱水程度，需要观察尿液的减少情况。

腹泻期间更要加强营养

腹泻期间，合理的营养支持有利于身体恢复，不可轻易禁食。腹泻停止后继续给予营养丰富的饮食，必要时每天加餐 1 次，持续 2 周。营养不良患儿慢性腹泻恢复期需时更长，直至营养不良好转为止。如果腹泻明显加重，又引起较重脱水或腹胀的话，则应立即减少或暂停饮食。对于病情严重不能进食的，需要在专业医师或临床营养医师综合评估后，考虑是否需要使用肠内营养制剂或转为肠外营养。

6 月龄以内宝宝及时补充乳糖酶

6 月龄以内宝宝腹泻，母乳喂养的一般应继续母乳喂养，必要时补充乳糖酶。人工喂养患儿可选用普通奶粉，同时补充乳糖酶喂养，或改为无乳糖奶粉喂养，等恢复以后，再逐步过渡到普通奶粉。牛奶过敏导致的腹泻，可选用深度水解奶粉，甚至完全水解配方奶喂养。

6 月龄以上的宝宝要多吃容易消化的食物

6 月龄以上的宝宝，除了选用无乳糖奶粉，可以暂停辅食。根据病情，必要时可尝试进食粥、面条。也可以进食土豆等薯类以及去皮的生瓜、煮熟的苹果等以补充钾。这些食物要煮烂或切碎以利于消化吸收。鼓励患儿多进食，每天加餐 1 次，直至腹泻停止后 2 周。开始进食后，粪便量即有所增加，可通过补液弥补丢失盐分，只要患儿有食欲，仍可继续喂养。

个别腹泻严重的宝宝可暂时禁食

对于个别腹泻严重，不能进食或腹胀明显的患儿暂时禁食 4~6 小时（不禁水）。禁食期间，应在医生指导下使用口服补液盐（ORS III）。喝多少补液盐需要根据脱水程度，一般每千克体重给予 50~100 毫升，可迅速纠正脱水。病情好转后，仍需鼓励患儿进食，按流食、半流食顺序逐步增加进食，过渡到正常的饮食。

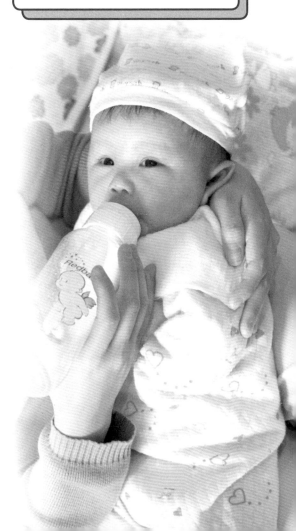

便秘

很多家长深受宝宝便秘问题的困扰。对于婴幼儿来说，胃肠功能以及免疫功能尚未发育完善，抵抗力较弱，容易发生消化功能紊乱以及吸收障碍等问题，加上饮食结构不合理、生活习惯不健康等，宝宝很容易产生便秘问题。在这个时期，摄入一定量的膳食纤维和保持肠道内益生菌的优势地位，对预防宝宝功能性便秘有着重要作用。

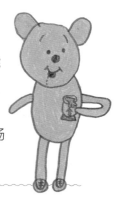

几天不拉便便算是便秘吗

说到便秘，大家都知道大便少、干硬，但少到什么程度才算是便秘呢？常见症状是排便次数明显减少，超过3天或更长时间一次，无规律，粪质干硬，常伴有排便困难、疼痛。由于引起便秘的原因很多也很复杂，因此，一旦发生便秘，尤其是比较严重的、持续时间较长的应及时到医院检查，查找引起便秘的原因，以免延误原发病的诊治。

轻度便秘：大便前部稍干，后部是软的，便出通常不困难。

重度便秘：大便特别干燥，像羊粪球一样，一颗一颗的，甚至会出现肛裂、出血。宝宝因为惧怕疼痛，往往不敢排便，致使恶性循环，便秘加重。

宝宝便秘的原因

宝宝便秘的发病原因有很多。一类属功能性便秘，经过调理可以痊愈；一类是先天性肠道畸形导致，一般的调理是不能痊愈的；消化不良也是宝宝便秘的常见原因之一，一般通过饮食调理可以改善。

宝宝饮食不科学、挑食厌食或者没有养成良好的排便习惯、未形成排便的条件反射，都会导致宝宝便秘。还有一些先天性的肠道疾病（如先天性巨结肠）和肛裂、肛门狭窄等疾病也会造成便秘。

不合理添加辅食会使肠道发出抗议

婴幼儿消化系统发育尚未成熟，胃酸和消化酶分泌少，酶活性低，不能适应食物的质和量发生较大变化。另外，由于神经系统、内分泌系统、循环系统及肝肾功能发育不完善，如果一次性添加辅食太多，肠道不耐受，会出现肠功能紊乱。

便秘喜欢"偏食"宝宝

便秘和饮食关系密切，一般便秘的宝宝常常有偏食的问题，不爱吃蔬菜、水果。妈妈可以让宝宝多吃膳食纤维含量高的果蔬，比如，西蓝花、豆角、白菜，杏、苹果、李子等，平时多喝水。有的宝宝对蔬菜比较抗拒，怎么哄都不吃，家长可以用一些"小心机"，将蔬菜切细碎，掺到主食里，做成蔬菜饺子、菜包子、菜馄饨或者菜粥之类，让宝宝轻轻松松进食蔬菜。

肠道发育异常要警惕

大肠和小肠是身体的重要消化器官。如果肠道发育异常，就会影响到食物残渣、毒素的排出，临床可能表现为便秘。对于婴幼儿，如果发现便秘，特别要警惕先天发育畸形，比如常见的先天性巨结肠。这种疾病需要及时进行处理，不然会出现顽固性便秘，以及进行性加重的腹胀，不断地呕吐等，这样会引起宝宝营养不良、发育迟缓。因此，这种疾病很严重，需要早发现早进行处理。

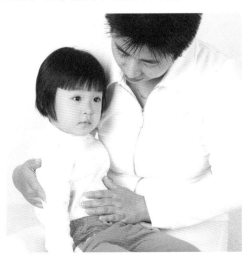

宝宝便秘时的护理方法

让 3 个月以上的宝宝养成定时排便的习惯。

可以帮宝宝做按摩，以肚脐为中心，顺时针方向按摩宝宝的腹部，这样可帮助消化，促进排便。

如果是食物过于精细引起的便秘，需要在宝宝的食物中添加一些蔬菜，比如菠菜、芹菜、圆白菜，以及火龙果、苹果等水果。还要让宝宝多喝白开水，适当增加宝宝的饮水量。

如果宝宝大便十分费力，难以排出时，可以用甘油栓塞入肛门。若仍排不出，可以用小儿开塞露或者到医院请医生处理，千万不要随便给宝宝服用泻药。

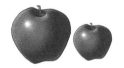

需要带宝宝去医院的情况

当宝宝出现呕吐、腹胀、持续严重便秘、精神不佳、食欲下降，需要及时带宝宝去医院，挂内科或消化科。

6 个月以内的宝宝出现便秘即需就医。

若宝宝大便排解通畅仍有便血，且排除为肛裂所致，需立即就医。

宝宝反复便秘，有腹胀及呕吐，生长发育迟缓，需立即就医。

预防小儿便秘的好方法

预防小儿便秘可以从多方面着手。

摄入适量的水；

注意摄入含有膳食纤维的蔬菜和水果；

宝宝的饮食不能含有辣椒等刺激性调味品。

同时可以给宝宝喝点酸奶来增加益生菌的摄入，必要时，补充点益生菌。

益生菌和膳食纤维，帮助宝宝肠蠕动

有功能性便秘困扰的宝宝，平时除了选择益生菌来纠正便秘，还应该多吃新鲜蔬菜及水果，增加饮食中膳食纤维的摄取量；适量增加粗杂粮等的摄入量，以扩充粪便体积，促进肠蠕动，减少便秘的发生；必要时，补充益生菌制剂，但菌量要足够，否则效果不好。有些便秘是疾病导致的，对于通过饮食或补充益生菌不能纠正的便秘，应及时到医院就诊，以免耽误治疗。

益生菌是什么

益生菌是指对人、动物有积极影响的活性微生物，可直接作为食品添加剂服用，在被摄入一定的数量后，对宿主产生特殊的能超越其固有的基本营养价值的保健作用，主要包括乳酸菌、嗜酸乳杆菌、双歧杆菌、鼠李糖乳杆菌等。

用温开水冲泡益生菌制剂

冲调益生菌制剂时，一定要使用温开水（35~40℃），冲泡好益生菌制剂要

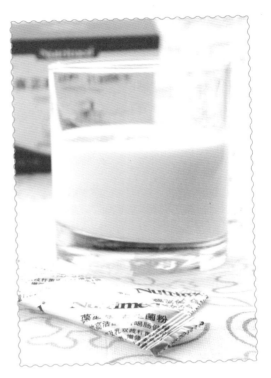

及时给宝宝服用，以免益生菌死亡失效。需要注意的是，如果没有消化不良、腹胀、腹泻、便秘或存在其他破坏肠内菌群平衡的因素，不提倡宝宝额外摄入过多的益生菌制剂。

补充益生菌时要多吃富含膳食纤维的食物

在给宝宝补充益生菌的同时，还应多吃水果、根茎类蔬菜等富含膳食纤维的食物，就相当于在肠道里布置一个益生菌喜欢生长的环境。必要时，在医生指导下同时补充纤维素，效果更好。多数的益生菌并不喜欢肉类和葡萄糖，如果含益生菌的食品中含有过多的糖分也会降低菌种的活性。

益生菌不能与抗生素同服

抗生素尤其是广谱抗生素不能识别有害菌和有益菌，它杀死敌人时往往把

有益菌也杀死了。这种情况可过后补点益生菌，会对维持肠道菌群平衡起到很好的作用。若必须服用抗生素，服用益生菌与抗生素间隔的时间要长，不得短于2小时。

快速解除便秘的小妙招

便秘是人体的不正常现象，如果长期便秘会给宝宝带来危害，影响宝宝肠道消化吸收功能，形成痔疮，增加腹压，血压升高，使毒素滞留体内；影响新陈代谢，使内分泌失调及微量元素不均衡，有害物质再吸收入血；影响宝宝的生长发育。

养成好习惯

帮助宝宝养成良好的排便习惯，定时提醒宝宝上厕所，不要让宝宝故意憋着大便。

给宝宝补充益生菌

注意补充乳酸菌，比如双歧杆菌、乳酸粪肠球菌等。

多到户外走走

多带宝宝到户外活动，让宝宝进行自己喜欢的活动，比如踢踢球、做做游戏等。有了足够的活动量也能刺激宝宝排便。

病理性便秘要及时去医院

发现问题及时去医院，持续便秘不见好转时，不要盲目偏信民间偏方，以免贻误病情。

多吃富含膳食纤维的食物

充分摄取水分，饮食均衡，荤素搭配，不挑食，不偏食，多食富含膳食纤维的食物，适当增加梨、西梅、火龙果等水果的摄入。蜂蜜水对极少数便秘者有用，而香蕉含有鞣酸反而会加重便秘。另外，也可以在医生指导下服用乳果糖或低聚果糖等。

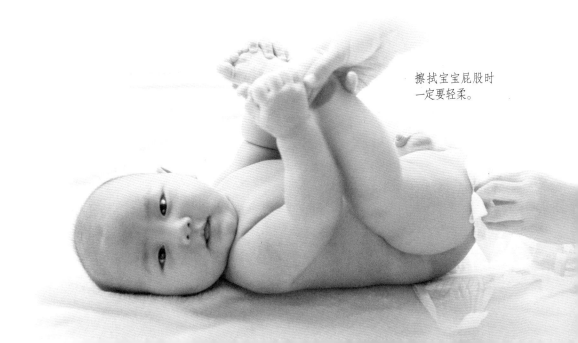

擦拭宝宝屁股时一定要轻柔。

积食

大多数妈妈认为宝宝正是长身体的时候，吃得越多越好。其实不然，年龄小的宝宝还没有自我控制能力，喜欢吃个不停。长期摄入过多的热量不仅会造成宝宝肥胖，更严重的是会导致宝宝积食，不利于宝宝健康。

宝宝积食的原因

由于年龄小，宝宝还不具备自我控制的能力，常常吃个不停，而家人往往以为宝宝正是长身体的时候，吃得越多越好，所以一般宝宝想吃东西，家长是不会拒绝的。实际上不论哪一种食物，再有营养也不能吃得太多，否则会损害宝宝的身体健康，造成宝宝积食症状的出现，比如腹胀、易饱、反酸、嗳气，有的还会恶心、呕吐等。

宝宝积食的一个原因是运化不及，导致消化不良。还有一个原因就是宝宝平常肠胃虚弱，或者由于生病损伤脾胃，导致稍有饮食增加的情况，就会产生食而不化的后果。

谨防越积食越能吃

有的宝宝往往积食了还是很能吃，造成腹部胀满。这类宝宝通常是吃了高热量的食物，导致积滞化热，饿得特别快，中医称为"消谷善饥"。但宝宝的脾运化功能不足，无力运化，身体吸收不到营养，最终就会越吃越积，越积越吃，却越来越瘦。

宝宝积食时的护理方法

调整饮食习惯。宝宝经常积食可以通过调整饮食的方法进行调理，比如妈妈可以按时给宝宝吃饭，并且均衡饮食，不要宝宝一直想吃就放任他吃。饮食中可以适当增加含有膳食纤维的食物，比如绿叶菜等，促进肠胃蠕动，缓解积食。等肠道功能恢复以后，再恢复到正常饮食。

每天晚上睡觉前，妈妈可以为宝宝推拿肚子，促进宝宝肠胃蠕动。也可以用两手从上向下捏宝宝脊柱，即捏脊。

在宝宝睡前可以顺时针方向按摩小肚子，促进宝宝肠蠕动。

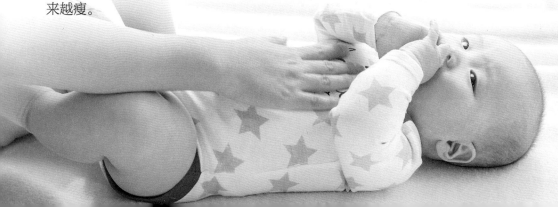

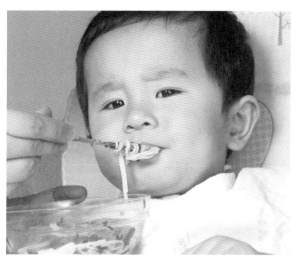

避免走入护理误区

一些家长认为多给宝宝吃谷物类食物，比吃蛋白质食物好，也更有营养。其实不然，过早过多添加谷物类食物，容易导致宝宝消化不良。

有些家长认为宝宝喜欢喝甜味饮料就要让他喝。其实不是这样的，让宝宝喝过多的甜味饮料会影响宝宝的食欲，降低消化功能，导致身体不适。

有的家长认为"吃饱了总比饿着强"，于是就让宝宝不停地吃东西，才能够更健康。其实吃过多的食物会加重宝宝的肠胃负担，让宝宝形成积食。

宝宝积食的预防

宝宝积食一般是饮食不规律造成的。饮食过量导致体内食物不能及时被消化而引起一系列不适的症状。宝宝年龄小，没有良好的控制能力，一般会一直想吃东西。妈妈不能认为宝宝想吃就是宝宝需要，应该掌控好宝宝的饮食习惯，控制宝宝的食量，并在日常生活中为宝宝做好相关护理工作。比如，均衡合理的膳食结构、多带宝宝运动、多喝温水等。

需要带宝宝去医院的情况

功能性消化不良给患儿带来的危害集中表现在上消化道症状引发的不适以及可能对生活质量的影响。部分患儿因为功能性消化不良症状致进食减少、消化吸收效率降低，导致不同程度的营养不良。所以若宝宝经常恶心、打嗝、腹胀，应及时就医。

宝宝睡前不宜吃难消化的食物。

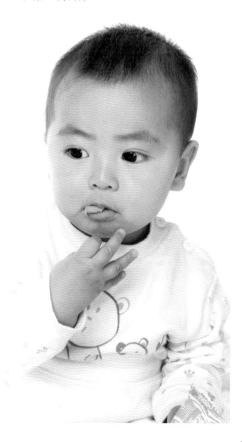

消除宝宝积食的推拿法

小儿积食，中医也称"积滞"，是指小儿饮食没有节制，停滞中脘，食积不化而引起的一种脾胃病。

小儿积食时间长往往引起宝宝厌食，以较长时期食欲不佳、见食不贪、食量减少为特征。宝宝积食、厌食时，家长可以根据宝宝的表现判断是哪种类型的积食，并尝试按以下步骤为宝宝做推拿按摩，缓解积食症状。

脾失健运型积食

宝宝如果面无光泽、食欲不佳或吃饭不香、拒进饮食、腹胀、恶心呕吐、舌苔白腻，一般是脾失健运型积食。

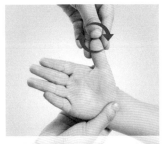

脾经位于拇指末节螺纹面。

1 补脾经：顺时针方向旋推 100~300 次。

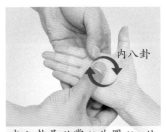

内八卦是以掌心为圆心，从圆心至中指指根横纹约 2/3 处为半径所作的圆周。

2 掐运内八卦：用拇指指端顺时针掐运内八卦 100 次。

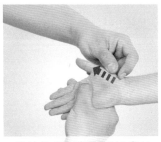

胃经位于拇指掌面近掌端第 1 节。

3 清胃经：用拇指螺纹面向指尖方向直推胃经 100~300 次。

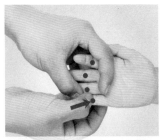

四横纹位于掌面食指、中指、无名指、小指第 1 节横纹处。

4 掐揉四横纹：用拇指指甲掐揉四横纹各 3~5 次。

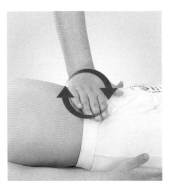

5 摩腹：用手掌面顺时针摩腹部 3~5 分钟。

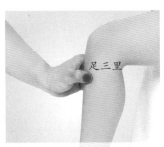

足三里位于小腿前外侧，外膝眼下 3 寸，距胫骨前缘 1 横指。

6 按揉足三里：用拇指指端按揉足三里 30 次。

脾胃阴虚型积食

脾胃阴虚型积食的宝宝，通常不想吃饭、口干、喝水多、大便干结，舌苔多见光剥、舌质红等。

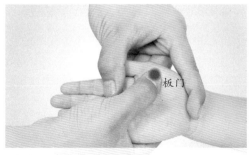

板门位于手掌大鱼际平面。

1 按揉板门：用拇指螺纹面按揉板门 100 次。

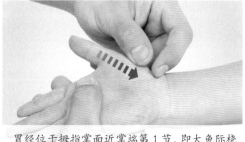

胃经位于拇指掌面近掌端第 1 节，即大鱼际桡侧赤白肉际处。

2 补胃经：用拇指螺纹面向指根方向直推胃经 100~300 次。

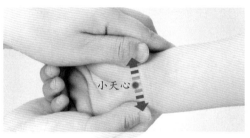

小天心位于手掌根部，大鱼际与小鱼际相接处，手阴阳穴位于小天心的两侧。

3 分推手阴阳：以两手拇指，从小天心沿着大横纹，向两侧分推 3~5 分钟。

按揉二马：用拇指按揉 100 次。

4 按揉二马：用拇指按揉 100 次。

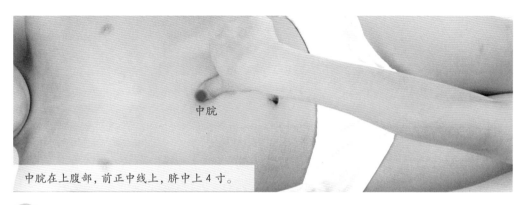

中脘在上腹部，前正中线上，脐中上 4 寸。

5 按揉中脘：用拇指轻轻按揉 30~50 次。

呕吐

呕吐是一种临床上常见的症状。呕吐是人的本能反应，可将吃进胃里对人体有害的物质排出，从而起到保护作用。因为呕吐性质不同，病情轻重不同，父母应当细致观察，做到心中有数，看医生时可详细向医生讲明，有助于医生对疾病的判断。

宝宝呕吐的原因

宝宝呕吐比较常见，呕吐明显，多见于急性胃肠炎、慢性胃炎、单纯性消化不良、食物过敏、上呼吸道感染扁桃体发炎、神经系统疾病等。

急性胃肠炎。一般有过吃不洁或不易消化食物的病史，伴有腹痛、腹泻或发热症状。

慢性胃炎。该病近年来发病率呈上升趋势。患此病的宝宝容易出现反复呕吐或干呕，同时还伴有腹痛和食欲差等症状。

单纯性消化不良。该病与饮食过多、过杂有关，宝宝有暴饮暴食的病史，呕吐物酸腐难闻。

上呼吸道感染扁桃体发炎。流涕、发热、咽痛，有时也会出现呕吐。

神经系统疾病。脑炎、脑膜炎、脑瘤等都会出现呕吐，常合并头痛、精神反应差、脑外伤、脑出血等。

外科急腹症。肠梗阻等也会出现呕吐，吐出物可以是清亮或泡沫状黏液、未消化的奶汁或食物，黄色或绿色液状混有少量食糜、浅褐绿色粪汁等，伴有剧烈腹痛、哭闹、拒按腹部。

需要带宝宝去医院的情况

呕吐有普通呕吐和喷射性呕吐，家长应该注意观察宝宝呕吐的方式、次数和呕吐物的性状、气味与进食的关系以及呕吐时的伴随症状，比如哭闹、咳嗽、恶心、腹泻、尖叫等。当宝宝出现以下情况时，需要及时就医。

1. 连喝水都吐，且越来越严重。
2. 严重剧烈的腹痛。
3. 腹胀明显。
4. 嗜睡或过度兴奋。
5. 抽搐发作。
6. 出现脱水症状，又不能喝足够的水补充。
7. 持续呕吐超过 24 小时，宝宝的状态无好转。
8. 呕吐物中有血样物（红色鲜血或咖啡样物）、呕吐物中有胆汁样物（黄绿色液体）。

喷射性呕吐需立即就医

反复喷射性呕吐，呕吐物像高压水枪一样喷出来，而且射程较远。此时宝宝除表现呕吐外还伴有高热、头痛、精神差等症状。家长要提高警惕，这可能是出现了颅内疾病，比如脑炎、脑膜炎，或颅内占位性病变，比如肿瘤或囊肿。这都是比较严重的疾病，一定要及时就医。2周到4个月的宝宝如果出现反复的喷射性呕吐，且发生在每次喂奶后15~30分钟之内，严重影响体重增长。家长应考虑先天性肥厚性幽门狭窄的可能，要立即咨询医生，确诊后需及时手术治疗。

呕吐最大的危害是脱水

对于呕吐的宝宝，减少一两餐饮食不会对身体有多大的影响，呕吐最大的危害是脱水。若同时还伴有发热或腹泻，发生脱水的可能性更大，而且年龄越小，越容易引起脱水。严重或长时间的呕吐，还会引起宝宝体内钠、钾和氯的丢失，引起体内酸碱平衡的失调，以及神经调节的异常。因此，家长要保证宝宝每天正常的水分摄入，而且还要补充额外丢失的水分和预防脱水。

补水不宜过量，如果孩子进食、喝水太频繁，呕吐就有可能持续难以缓解。所以不要在孩子呕吐后马上喂水，需要间隔10~20分钟再喂，也不要一次喂得太多。

呕吐时同样建议慢慢地补充口服补液，建议口服方法：每次1毫升/千克，例如体重10千克，每次喂10毫升；间隔5分钟再喂,1次最多

喂30毫升；如果30分钟后没吐，可以将每次饮用量增加1倍，在4~5小时之内补充50毫升/千克左右即可。呕吐1次需要多补充2毫升/千克，每次腹泻要多补充5~10毫升/千克。

宝宝呕吐时的护理方法

出现呕吐时应当让胃休息，暂时不要急于再喂食物，或者给予少量温水润润喉咙，观察宝宝的反应。如果不再吐了,2小时后可以再试着喂食。

同时找找呕吐的原因，食物、喂养的方式、体位不正确、哭闹剧烈、咳嗽气喘、腹痛、头痛等都可能是导致呕吐的原因。

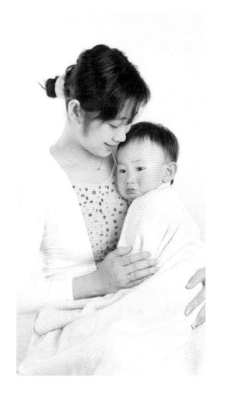

肺炎

以发热、咳嗽、气促、呼吸困难以及肺部固定的湿啰音为共同临床表现。世界范围内肺炎是造成儿童死亡的主要原因。一旦得了肺炎，需要积极治疗。如果肺炎反复发作，或治疗不彻底，会严重影响宝宝的身体健康，家长切不可掉以轻心。

肺炎是儿科常见病之一，四季均易发生，3岁以内的婴幼儿在冬、春季节患肺炎较多。

宝宝患肺炎的原因

小儿肺炎一般都是由于病原体感染，比如肺炎支原体、衣原体、病毒或者是细菌混合感染，也有可能是长时间吸入被污染的空气，宝宝呛咳也会造成吸入性肺炎。不同原因用药治疗方案是不同的，所以需要带宝宝到医院就诊。

肺炎有一定的传染性

一般小儿肺炎不会传染给其他人，咳嗽力气弱，飞沫传不远。但如果是双胞胎或一个家庭内有过密切接触的同龄小婴儿，也有相互传染的可能性，因此应注意隔离。

宝宝肺炎时的护理方法

在家护理最好和家里其他人隔离，分室居住，以免交叉感染。在家应保持室内空气清新，温度、湿度适宜，保持宝宝呼吸道通畅，变换体位，翻身拍背，以利于痰液排出。加强营养，少量多餐，多饮水，进食易消化食物。注意观察病情。肺炎的治疗应采取综合措施，积极控制炎症，改善肺的通气功能，防止并发症。

吸入二手烟会造成婴幼儿肺炎，为了家人健康，请勿吸烟。

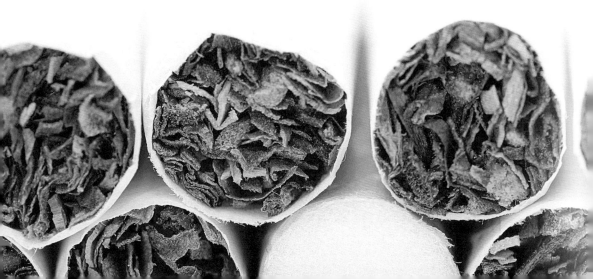

需要带宝宝去医院的情况

当宝宝只有轻度症状时，可以在家护理。宝宝一般有点咳嗽、轻微气喘、喉鸣等，家长可以在家观察，对症处理。

当宝宝症状比较明显时，需马上去医院治疗。如果宝宝出现高热不退、咳嗽加剧，有脓性痰、呼吸急促、睡眠不安，精神萎靡、烦躁不安、呕吐或拒食、口吐白沫、口周发紫、呼吸不规律等，应立即去医院。

特殊类型肺炎：毛细支气管炎

毛细支气管炎是 2 岁以下婴幼儿常有的呼吸道感染性疾病，以呼吸急促、咳嗽、喘憋为主要临床表现。

此病主要是由病毒感染引起的，每年都有流行，多见于冬季。1~6 个月婴儿是发病的高危人群，男女相似，早产儿、先天肺部疾病、先天性心脏病患儿病情重，病程长，病死率高。临床表现阵发性干咳、发作性喘憋、面色红、呼吸急促、吐奶、呛奶，还有可能发热；重者呼吸困难，易并发心力衰竭。患支气管炎是一种多发而严重的感染性疾病，如果延误病情，可能引发肺炎合并心力衰竭、肺炎合并脑炎等，甚至造成肺脓肿或死亡。

小儿肺炎及时发现并接受有效的治疗，宝宝可以很快康复。但重症比如出

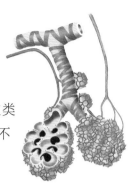

现心力衰竭、呼吸衰竭、脓气胸、缺氧性脑病、中毒性休克、中毒性肠麻痹等并发症。这类重症的肺炎，如果不及时治疗，会导致预后不良。

此外，小儿肺炎还可以并发肺不张、肺气肿、肺大疱、支气管扩张症等。因此，小儿肺炎既为一种常见病，又为一种危重症，故家长要注意预防和护理。

预防宝宝肺炎有方法

增加户外活动。以增强宝宝的免疫功能，尤其是呼吸道的抗病能力。

居室通风。即使是冬天也要定时换气，以保持室内空气新鲜，降低致病微生物的浓度。

防寒保暖及时增减衣服。父母注意天气变化，每天查看天气预报，及时为宝宝增减衣物。

合理喂养。避免呛咳，避免呛奶；适量多吃富含维生素 A 或 β - 胡萝卜素（可转化成维生素 A）的食物，促进呼吸道黏膜的健康。

预防呼吸道传染性疾病。冬春季节，尤其是流感流行期间避免带宝宝去公共场所。

及时就医。如果出现发热、咳嗽等症状，应及时就诊，密切观察病情变化。

消化不良

消化不良也是宝宝常见的一个症状，分为器质性消化不良和功能性消化不良，常见的症状包括上腹疼痛或不适（包括上腹饱胀、早饱、烧灼感、嗳气、恶心呕吐以及难以描述的上腹部不适感等），大便形状改变，稀糊样、不成形，或者大便次数增多，见不消化样食物颗粒。消化不良会引起宝宝营养不良，家长要引起足够的重视。

宝宝消化不良的原因

饮食会引起宝宝消化不良

喂养不当。因喂养不当导致消化不良的宝宝多为人工喂养。喂养不定时、不定量，突然改变食物品种，或过早喂养淀粉或脂肪类食物、高糖果汁、肠道刺激性食物等。

过敏性腹泻。宝宝对大豆、牛奶等食物过敏。

原发性或继发性双糖酶缺乏或活性降低，主要是乳糖酶，肠道对糖的消化吸收不良而引起腹泻。

气候突然变化

气候突然变化，腹部受凉使肠蠕动增加；天气过热消化液分泌减少，或因口渴饮奶、饮水过多，或过食冰冷食物都可能诱发消化功能紊乱。

肠道外感染

肠道内的病毒、细菌、寄生虫感染会引起腹泻，肠道外的感染临床也可能会出现腹泻症状，比如中耳炎、上呼吸道感染、肺炎、尿路感染、皮肤感染、阑尾脓肿或者急性传染病，由于发热、感染源释放的毒素、抗生素治疗、直肠局部的刺激等作用而发生腹泻。

需要带宝宝去医院的情况

功能性消化不良给患儿带来的危害，集中表现在上消化道症状引发的不适以及可能对生活质量的影响。部分患儿因为功能性消化不良症状致进食减少、消化吸收效率降低，导致不同程度的营养不良，同时家长焦虑，心理负担重。临床上表现为反复腹痛，阵发性发作，影响进食。家长着急，而宝宝到了医院就不疼了，活蹦乱跳，检查又发现不了器质性疾病，因此需仔细辨别，以防耽误治疗。

当宝宝出现以下症状时，需去医院看医生。宝宝总喊腹部不适，影响吃饭，消瘦、营养不良，影响到正常的活动。

宝宝消化不良的护理方法

一般治疗：养成良好的生活习惯，减轻精神压力，适当参加体育锻炼，调整饮食结构，不偏食、不挑食。

药物辅助治疗：主要是对症处理。抑制胃酸分泌药，一般用于以上腹痛为主要症状的宝宝；促胃肠动力药，一般适用于上腹胀、早饱、嗳气为主要症状的患儿；根除幽门螺杆菌，一般在明确诊断后三联治疗；也可用黏膜保护剂。

要改善消化不良，纠正不合理的饮食行为是根本。吃饭是主要的饮食行为，家长需要在宝宝吃饭的过程中进行正确的示范和引导，让宝宝从小养成正确的饮食习惯和行为。

定时定量，少吃零食。如果给宝宝太多零食，一会儿吃糖，一会儿吃饼干，到正常吃饭的时间胃里没有排空，宝宝就会没有饥饿感。家长可以通过固定时间、固定地点、特定餐具和语言引导的方式来让宝宝意识到要吃饭了。

专心吃饭，培养宝宝对吃饭的兴趣。许多宝宝喜欢边吃饭边看电视或者边玩玩具，其实这对宝宝养成正确的饮食习惯是不利的。吃饭需要专心，父母必须让宝宝养成专心吃饭的习惯。如果宝宝不喜欢吃饭，父母就要培养宝宝吃饭的兴趣，在吃饭时可让他自己参与、捧饭碗、拿小勺，挑选自己爱吃的食物。这样宝宝既学会了吃饭，又培养了对吃饭的兴趣。

建议父母一方面要营造愉快的吃饭氛围，让宝宝开开心心地吃饭，尽量不要在饭桌上斥责宝宝，影响宝宝就餐的情绪；另一方面，如果宝宝不愿意吃或不想吃，不要勉强他。偶尔让他饿一饿，能促进食欲，这并不是什么坏事。

长期消化不良的危害

幼儿长期消化不良，会造成营养素摄入不足，消化吸收不良，影响生长发育。特别是 3 岁以内的宝宝，这一阶段正是大脑发育最旺盛的时期，是决定智商水平的关键时期。若消化功能未能及时得到改善，会影响营养素的吸收，势必影响大脑发育。

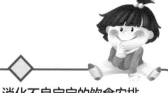

消化不良宝宝的饮食安排

0~6 月龄：饮食是奶类（母乳或配方奶），已经添加辅食的，可以暂停添加辅食。

6~12 月龄：刚开始添加辅食的，可暂停添加辅食；进食辅食较多的大婴儿，可以选择容易消化的辅食，如米糊，减少肉类、蛋类等的摄入。

1 岁以后：饮食清淡一点，可以选择容易消化的粥类、面条等，适当限制肉类、鱼虾、蛋类等摄入，可以做成泥状或碎末状。可以吃点山楂制品（山楂片、山楂糕）开胃，促进胃肠蠕动。

湿疹

湿疹是多种皮肤病的总称，包括皮肤干燥、起皮或皮肤表面有液体渗出，甚至有小的、充满液体的水疱。而过敏性湿疹（特应性皮炎）和接触性皮炎是常见的皮肤疾病。过敏性湿疹是由多种内外因素引起的剧烈瘙痒的皮肤炎症反应。

宝宝患湿疹的原因

湿疹病因复杂，不易查清，是一种迟发型变态反应。过敏是主要因素，过敏体质与遗传有关，而过敏症状的轻重可随环境改变。精神因素（紧张、失眠等）、内分泌系统功能失调、代谢以及胃肠功能障碍、肠道寄生虫感染病灶、某些食物（如鱼、虾、蛋等）不耐受、外界因素（生活环境、洗涤剂等）刺激也可使湿疹加重。其中，外界刺激比如，日光、寒冷、干燥等均可诱发湿疹。有的家长以为皮肤病是小事，其实，剧烈瘙痒会影响宝宝休息、饮食。严重的并发感染可引起败血症，甚至会威胁生命。

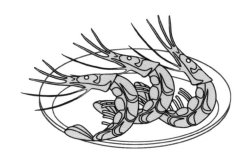

湿疹宝宝的护理方法

去除致敏因素是根本。父母要让宝宝避免各种外界刺激，比如热水烫洗、过度搔抓、光直接照射在患有湿疹的皮肤上等。

少接触化学成分用品，比如肥皂、洗衣粉、洗涤剂等；不要过度保暖，适当少穿一点，勤洗澡勤换衣，穿的衣服不可太紧太厚。

6个月内的宝宝，纯母乳喂养可降低牛奶蛋白过敏的概率。母乳喂养的哺乳期妈妈应避免吃可能致敏的食物和刺激性食物，比如辣椒、浓茶、咖啡、酒类等。另外，一定要在专业医师指导下用药，切忌乱用药。

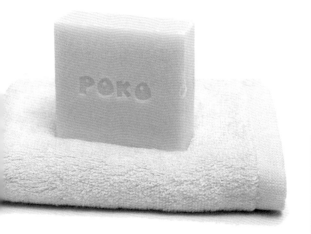

需要带宝宝去医院的情况

当宝宝湿疹反复出现、有增多趋势，合并感染、破溃等情况严重时，应到医院就诊。

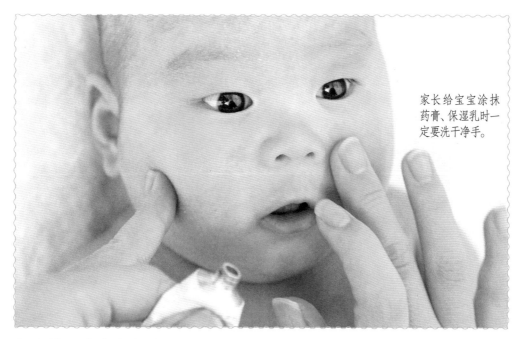

家长给宝宝涂抹药膏、保湿乳时一定要洗干净手。

怎么给湿疹宝宝润肤保湿和洗澡

出湿疹的宝宝皮肤本来就非常敏感，因此不要让其处于太干、太热、太晒的环境中，这些都可能刺激湿疹加重。避免可能引起过敏的护肤品，适当使用婴儿保湿乳液，注意保湿，避免皮肤太干燥。

皮肤保湿是控制湿疹发展的方法之一，父母要注意控制宝宝的洗澡频率，以预防皮肤干燥。洗澡过多容易导致皮肤干燥，但是不洗澡又不容易保持皮肤清洁。因此，每天只需用温水快速给宝宝清洗皮肤，这样可以洗去皮肤上附着的病菌，还不至于造成皮肤表面油脂的损失。对于患湿疹的婴幼儿，尽可能不用浴液等皮肤清洗剂，同时可选择合适的润肤霜（保湿剂），建议洗澡后3分钟之内使用。

湿疹不会传染

在临床上湿疹很常见，一般认为此病的发生与变态反应有关，是常见的过敏性疾病。患儿自身是过敏体质，再在多种原因的刺激下才会发病。它不具有传染性，所以不必担心会传染给其他人或与患儿接触会被传染的问题。

为什么宝宝容易反复得湿疹

小孩免疫功能及肠道功能还没发育成熟，所以容易反复发生湿疹，有过敏体质家族史的小儿更常见，常见于1岁以内的婴儿。小儿2岁以后，免疫功能逐渐发育完善，发生湿疹的机会就会少了。大多数湿疹可以自愈，但少数可以延伸到幼儿或儿童期。

偏食、厌食

偏食、挑食、厌食是幼儿及儿童非常常见的现象，主要表现为：饮食种类单调，只挑几种食物吃，不愿意尝试新的食物，有强烈的饮食偏好等，久之食欲日渐减退，甚至拒食。偏食是一种不良的饮食习惯，既不利于营养摄入，又不利于健康发育。

偏食、厌食的原因

宝宝不好好吃饭通常与偏食、厌食有关，但也有其他一些原因，家长应引起重视。比如口腔疼痛、嘴巴里长疱疹、牙龈发炎、扁桃体发炎红肿疼痛、牙齿问题等都会影响宝宝吃饭。还有胃肠道病变，腹胀、腹泻、便秘、肠蠕动减慢也会影响宝宝吃饭。

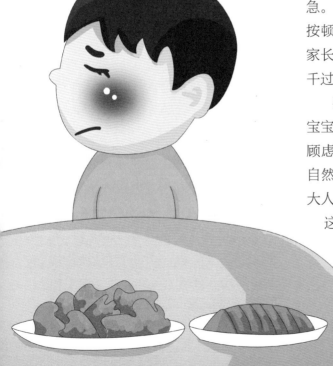

需要带宝宝去医院的情况

宝宝如果体重、身高不达标，自然需要去医院。还有一种情况，就是原本宝宝能够正常饮食，但近来偏食厌食很严重，经过爸爸妈妈改变饮食、讲道理等各种方法仍然没有改善，应当带宝宝去医院检查。

偏食、厌食宝宝的护理方法

合理喂养，从小养成良好的饮食习惯，按顺序合理添加辅食，不要操之过急。培养良好的饮食卫生习惯，定时、按顿进食，饭前不吃零食（包括饮料）。家长要注意经常变换饮食的品种，不要干过于单调。

要保持轻松愉快的进食情绪，要使宝宝在愉快心情下进食。一餐不吃不必顾虑，也不要再用零食补充，下餐饿了自然会吃。当宝宝不愿吃某种食物时，大人应当有意识有步骤地去引导他品尝这种食物。

积极治疗原发病，食欲自然会增加。很多宝宝都或多或少会挑食、偏食，只要总体饮食均衡即可。对于偏食、挑食问题严重的，需要在医生指导下及时干预，以免造成营养不良，影响生长发育。

几招让宝宝爱上吃饭

家长们要率先养成良好的饮食习惯，"言教不如身教"。小宝宝的模仿能力极强，如果大人本身的饮食习惯不正常，比如常常随便以零食果腹，自然难以说服宝宝遵守定时吃饭的规定。

固定开饭时间

尽量做到吃饭的时间一到，全家人一同在餐桌上用餐，并规定宝宝需吃完自己的那一份餐。如果宝宝没吃完，就算等一会儿饿了也不要再给他任何零食，久而久之宝宝便会养成定时、定量进餐的习惯。

减少正餐之外的食物

虽然零食的给予有其必要性，但不可过量，另外，不要将垃圾食品作零食。这样才能避免宝宝因多吃零食造成"本末倒置"，吃不下正餐的局面。

促进宝宝的食欲

宝宝肚子不饿当然吃不下饭，如果父母只一味地强迫宝宝进食，反而会造成反效果。父母应试着促进宝宝的食欲，比如增加宝宝的活动量，等宝宝的肚子真正感到饿了时，自然不会抗拒吃饭。

选购宝宝喜爱的餐具

宝宝都喜欢拥有属于自己独有的东西，替宝宝买一些图案可爱的餐具可适当提高宝宝用餐的欲望，如果能与宝宝一起选购更能达到效果。

偏食厌食的危害

显性危害

抵抗力差，成为医院的"老主顾"。一些营养素的缺乏会影响宝宝的免疫功能，感冒等"小病小痛"易反复出现，严重的还可能发生贫血、缺锌以及反复出现呼吸道感染等疾病。偏食宝宝的体重、身高，甚至智力发育指数可能都比不偏食宝宝低，对儿童的认知功能发育也有一定的影响。

隐性危害

隐性危害不易被家长察觉，但偏食、厌食对宝宝心理健康的影响会给宝宝长远的健康成长带来潜在风险，可致儿童多动症、脾气变坏、情绪不稳、烦躁焦虑等。

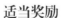

适当奖励

对于宝宝表现出的任何一点进步，父母都应给予肯定与表扬。结合奖励措施可加速饮食好习惯的养成。

讲道理

对大一些的宝宝父母要耐心地跟他讲道理，告诉他这种食物里含有什么营养，对人体健康有什么益处，不吃它会有什么害处，鼓励宝宝主动多吃。

幼儿急疹

发热退了起疹子，八成是幼儿急疹。幼儿急疹临床表现为突起高热，热度可高达 39.5℃以上，持续 3~5 天。一般情况良好，全身症状轻，上呼吸道感染症状轻，"热退疹出"是特点。疹子是红色斑丘疹，压之褪色，分布以躯干为主，2~3 天褪尽，整个病程 8~10 天，预后良好。

幼儿急疹的原因

幼儿急疹多是由疱疹病毒 6 型、7 型感染引起的，每个宝宝几乎都会感染，1 岁以内多见。

幼儿急疹的护理方法

幼儿急疹是病毒感染引起的，治疗无特效药。如果能加强护理并给予适当的对症治疗，几天后就会自愈。宝宝发热时需监测体温，可物理降温，必要时药物降温。宝宝生病期间需开窗通气，保持室内空气清新；多喝水；饮食清淡易消化；保持皮肤的清洁卫生；注意观察宝宝的精神状态，有需要时去医院。

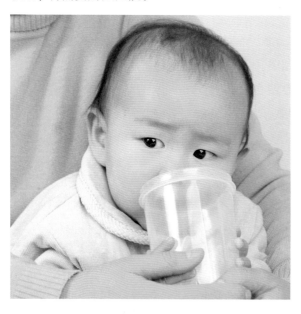

需要带宝宝去医院的情况

幼儿急疹的宝宝一般状态都比较好，如果出现高热不退，精神萎靡，不吃不喝，皮疹出现后仍然发热，应及时去医院。

区分幼儿急疹与其他皮疹很重要

宝宝发热时常合并皮疹，应积极诊治。有些传染病早期也是发热、皮疹，进展较快，会引起不良后果。如何区分幼儿急疹和其他传染病皮疹很重要，家长需要了解：幼儿急疹为退热后出疹，皮疹为红色斑丘疹，分布于面部及躯干，可持续 3~4 天，部分患儿软腭可出现特征性红斑，皮疹无瘙痒，可自行消退，没有脱屑，没有色素沉积。

麻疹

麻疹是一种急性传染病，早期也是发热 3~4 天，表现为上呼吸道感染症状，但同时有畏光、流泪、流涕、眼红、全身症状较重；出疹前口腔黏膜有特异性的科氏斑，等皮肤出疹时热峰更高，咳嗽加剧；皮疹先出于耳后、发际、渐至胸背部到全身，最后达手掌、脚掌；后期降温退疹时，皮肤会留有糠麸样脱屑、色素沉着。因麻疹有传染性，并伴严重的并发症，所以必须及早发现并隔离。

水痘

水痘是由水痘-带状疱疹病毒引起的传染病，可有低热，1~2 天出现皮疹，先于躯干和头部，后波及面部，很少到手心、脚心。向心性分布，皮疹分批出现，几期疹子同时存在，斑疹、丘疹、疱疹、结痂共同存在，脱落后不留瘢痕。

幼儿急疹有传染性

幼儿急疹是由病毒引起的，通常是由呼吸道带出的唾沫传播的一种急性传染病，所以具有传染性。如果健康婴幼儿与无症状的成人患者或幼儿急疹患者密切接触，体内又缺乏免疫力，就完全有可能被传染。幼儿急疹预防的关键，在于不要与患幼儿急疹的宝宝接触。同时，应提倡和鼓励宝宝多运动，提高自身的免疫力。

及时治疗，警惕并发症

幼儿急疹一般预后良好，全身症状轻，但体温骤升时可能发生热性惊厥，家长应做好护理措施，预先学习一些怎样处理热性惊厥的知识。因为是病毒感染，有的宝宝会出现白细胞下降、免疫力下降、血小板减少的现象，可多吃些新鲜蔬菜。如果是肠道病毒感染，有的宝宝会出现腹泻症状，注意及时补充水分，谨防脱水。

幼儿急疹引发的并发症是罕见的，但免疫系统较弱的人（比如最近接受了骨髓或器官移植的宝宝）发生严重并发症（如肺炎或脑炎）的风险比较高。

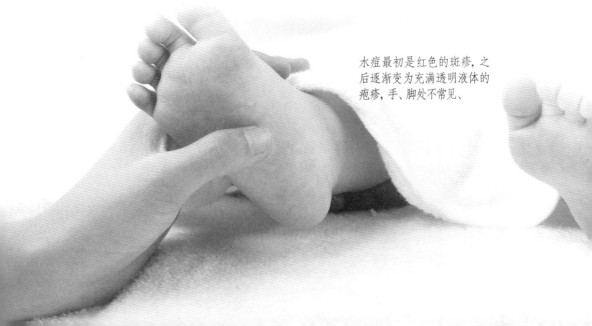

水痘最初是红色的斑疹，之后逐渐变为充满透明液体的疱疹，手、脚处不常见、

扁桃体发炎

扁桃体是人体呼吸道的门户，是个活跃的免疫器官，并含有各个发育阶段的淋巴细胞及免疫细胞，能抑制和消灭自口、鼻进入的致病菌和病毒。

如果宝宝出现发热、咽痛、流涎，有时伴咳嗽、呕吐，有可能是扁桃体发炎了，家长需引起重视。

扁桃体反复发炎的原因

扁桃体是呼吸道的门户，来自口、鼻的细菌、病毒容易侵犯它。

扁桃体小窝易积存细菌和代谢产物，藏污纳垢，只要湿度和温度适宜，就容易被感染。

扁桃体小窝上皮疏松，其间常可见淋巴细胞和其他游走细胞，形成了"小窝上皮细网化"，而成为机体与病原体和毒素斗争的场所。

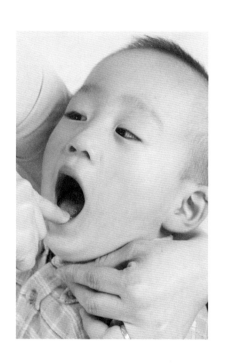

扁桃体上有许多较深的小窝，如果患了扁桃体炎，病原体隐藏较深，容易形成病灶。无论是口服用药，还是静脉给药，作用都不直接，病灶不能彻底清除。再加上小儿免疫系统尚不健全，因此，扁桃体易受病原体的侵袭而反复发作。

需要带宝宝去医院的情况

感冒发热容易引起扁桃体发炎，家长应预防宝宝感冒，减少扁桃体发炎的可能性。宝宝全身症状较轻，精神比较好时，可在家观察护理。

严重时要及时去医院，即发现宝宝全身症状重，比如，精神萎靡、高热不退、吞咽困难、呼吸困难，或者伴有关节痛、皮疹、头痛、呕吐、耳痛、尿液变化等，要尽快去医院就诊。

另外，如果扁桃体炎反复发作，需要到耳鼻喉科就诊，由专科医生决定是否需手术治疗。

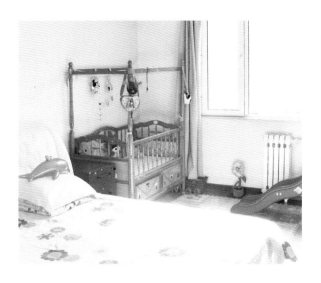

患扁桃体炎宝宝的护理方法

患儿应卧床休息，室内温度不宜过高，保证一定湿度，以保持患儿鼻咽部湿润。

在保暖情况下，要定时打开门窗进行通风换气，以保持空气新鲜，减少咽部刺激。

急性期让患儿多喝开水或稀释的果汁，补充体内水分。

做好口腔护理，应遵医嘱按时给患儿吃药，注意观察病情。如果发现异常情况应及时送医院。

急性扁桃体炎的危害

急性扁桃体炎通常会给患儿带来较大痛苦和折磨，损害患儿健康。如果不及时治疗或治疗不彻底，急性扁桃体炎会很容易转为慢性扁桃体炎。

慢性扁桃体炎虽不像急性扁桃体炎那样来势凶险，但会给宝宝的生活和家长的工作带来长期性影响。在长期炎症的刺激下，扁桃体反而可能失去正常功能而转化为对人体有害的"病灶"，可引起中耳炎、鼻窦炎、肾小球肾炎、心肌炎、风湿性心脏病、风湿性关节炎等多种并发症。

化脓性扁桃体炎

化脓性扁桃体炎是小儿的一种常见病，属于细菌感染所致的上呼吸道疾病。在小儿呼吸道感染病例中化脓性扁桃体炎占 10%~15%。其治疗起来也有一定的困难，越早发现，越早接受治疗，效果就会越好。

在明确是细菌感染的情况下，尽快使用抗生素，足量足疗程，治疗彻底，以免出现并发症。如果是病毒感染，只需要对症处理，多休息、多饮水即可。

培养好习惯，预防扁桃体炎

应让宝宝养成良好的生活习惯，保证充足的睡眠时间，随天气变化及时增减衣服，保持室内空气流通，减少接触污染的空气。

坚持让宝宝锻炼身体，打篮球、跑步等都是不错的选择，提高机体抵抗疾病的能力同时，还能让人快乐，但注意不要过度疲劳。

均衡膳食，合理营养，养成不挑食、不暴饮暴食的良好习惯。

过敏

　　宝宝过敏可能表现为进食某种食物后出现腹痛、腹泻、呕吐，身上起湿疹；吸入花粉或粉尘后眼睛发红、发痒，发生鼻炎或哮喘；使用药物后呼吸困难，甚至休克。

宝宝过敏的原因

　　导致过敏的原因除了来自外界可接触的物质（奶粉、接触的环境、使用的物品、家里的花草、宠物等）外，也有人体自身的原因。有些宝宝是过敏体质。过敏体质的宝宝大多属于先天免疫功能异常，难以根治，对某些物质的过敏性可能会伴随终生。家长应注意预防，避免让宝宝接触过敏原。此外，还有哪些行为会增加宝宝过敏风险呢？

二手烟

　　二手烟危害极大，对胎儿的影响是无法估计的。二手烟可能会导致孕期流产、胎儿发育畸形、儿童期发生白血病。孕期暴露在二手烟环境中同样会增加宝宝出生后患过敏的风险。

接触的细菌少

　　家里经常使用消毒剂或抗生素。抗生素可以用来杀死细菌，但也杀死了那些对人体健康无害的细菌。过早使用抗生素会让过敏发生的概率增加。

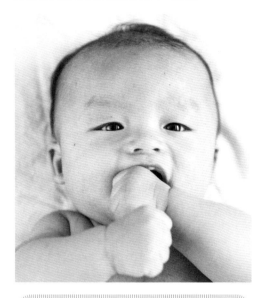

需要带宝宝去医院的情况

　　严重的过敏会导致休克，抢救不及时可能危及生命，所以一旦宝宝出现过敏，家长应重视。对于有过敏史的宝宝，当出现咳嗽、打喷嚏、流鼻涕加重，皮肤瘙痒、湿疹增多，呕吐、腹泻等症状，甚至出现哮喘、呼吸困难时，需立即就医。

过敏宝宝的预防和护理方法

预防过敏的最佳措施——母乳喂养

母乳含有的正常菌群在宝宝的肠道中可以发挥免疫调节功能。母乳含有大量的细胞因子，比如 CD14、IL-6，能够调节免疫，从而降低宝宝发生过敏的风险。母乳含有分泌型免疫球蛋白 IgA，它能够与大分子物质结合，附着在肠黏膜表面，阻止大分子物质透过肠黏膜。

人类的神奇之处——妈妈体内的益生菌可以到达胎儿或婴儿体内：妈妈肠道的菌群能通过一定途径（如免疫细胞吞噬细菌，经过短暂的菌血症）经胎盘和羊水到达宝宝的肠道。母乳并非无菌，而是含有一定量的益生菌，通过乳汁传递给宝宝。因此，妈妈要尽量让宝宝的第一口食物是母乳。

远离过敏原

宝宝过敏时应尽可能回避过敏原，同时在医生指导下服用活性益生菌纠正宝宝免疫系统。

此外，不要给宝宝太早添加辅食，不要添加太繁杂的食物，不要吃一些刺激性食物，比如，辣椒、虾等。

易导致过敏的食物

不是所有的食物进入宝宝体内都会引起过敏，那么有哪些食物容易引起过敏呢？

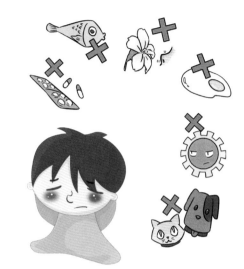

牛奶蛋白过敏：主要累及皮肤、消化系统和呼吸系统。

鸡蛋过敏：妈妈过早地给宝宝吃鸡蛋，尤其是蛋白。

海鲜过敏：过早地添加海鲜食品。

大豆过敏：大豆这类不易消化的食物往往会引起相应的过敏反应。

种子类食物过敏：包括芝麻、小麦等。

牛羊肉过敏：宝宝添加辅食时，可以先尝试添加鸡肉，没有反应后再添加牛羊肉。

干果过敏：花生、腰果等比较容易引起过敏。

柑橘类过敏：妈妈应该少量添加柑橘类辅食。

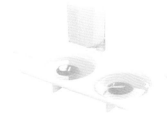

哮喘

哮喘是儿童时期常见的慢性呼吸道疾病，是气道的一种慢性炎症性疾病，对过敏原刺激高反应性，对易感者可引起广泛而可逆的不同程度气道阻塞症状。

哮喘的症状

哮喘表现为反复发作性喘息、呼吸困难、胸闷、咳嗽，常常在夜间与清晨发作，症状可自行缓解，有些必须经过治疗才能好转。小儿哮喘如果不及时治疗会给宝宝造成很大的危害，引发一系列的并发症，比如下呼吸道感染、多脏器功能衰竭、生长发育迟缓等。

宝宝患哮喘的原因

免疫因素：哮喘大多数和过敏因素有关，是由过敏原等环境因素诱发致过敏机体产生变态反应性和慢性器官炎症。气管的慢性炎症是哮喘的本质。

遗传因素：哮喘是多基因遗传性疾病，有明显的遗传倾向。

精神因素：哮喘发作经常受情绪影响，因此，哮喘也被认为是一类身心疾病。

需要带宝宝去医院的情况

一般宝宝有哮喘，家里都会有些常备药，如果症状轻微，家长可在家用药，并观察病情。但是如果发现宝宝喘息进行性加重，呼吸困难，面色苍白，端坐时呼吸有缺氧表现，应及时去医院。

哮喘宝宝的护理方法

患哮喘的宝宝需要家长更细心的照顾。哮喘的反复发作会影响到宝宝的健康和学习，所以尽可能避免宝宝哮喘发作，家长要注意以下几方面。

• 勤洗、勤换衣物

勤洗、勤换宝宝的被褥衣裤，经常晾晒宝宝的被褥。清洁在哮喘宝宝的生活中很重要。

• 谨慎饲养宠物

在有哮喘儿童的家庭需要谨慎饲养宠物，因为宠物的皮毛是哮喘的过敏原之一。

• 保持空气清新

要保持哮喘儿童的居住环境空气流通，空气清新也很重要。防止宝宝接触尘螨等过敏原。但是不要喷洒空气清新剂或者除臭剂。

• 不要吸烟

家长不要在家吸烟，也不要带哮喘宝宝去有烟环境，家长要戒烟。

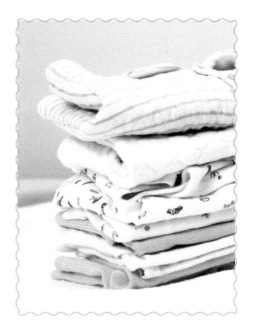

尘螨导致的哮喘在我国很常见

卧室中尘螨以床垫、枕头、椅垫、地毯和厚重窗帘等处最多。尘螨以动物的皮屑、面粉、鞣酸蛋白、奶粉、花粉等粉末状物质为取食对象。尘螨呈世界性分布，在温暖潮湿的江河湖海地带，阴暗潮湿的房屋内，特别适宜其生长繁殖。过高的气温（35℃以上）会使尘螨出现滞育。在空调房间（温度维持在15~35℃），尘螨可以全年繁殖。螨体和螨粪中至少有30种蛋白质能诱导人体产生IgE抗体。因此，家庭应积极除螨。

建议进行吸入治疗

有些家长有经验，宝宝一旦出现剧烈喘息，到了医院就立即选择气泵或雾化吸入治疗。吸入治疗是目前治疗哮喘较好的方法，吸入药物以较高浓度迅速到达病变部位，因此起效快，且所用药物剂量小，全身不良反应轻，故应大力提倡推荐。

测试过敏原，让宝宝尽量远离

哮喘是一种过敏性疾病，远离过敏原可降低其发作频率，所以检查过敏原是非常有必要的。生活中尽量不接触过敏原有利于告别哮喘。

用过敏原做皮肤点刺试验是首选，一般用于稍大宝宝，能配合最好；血清特异性IgE测定也很有价值，目前一般分食物组和吸入组，但现在还不能包括全部。

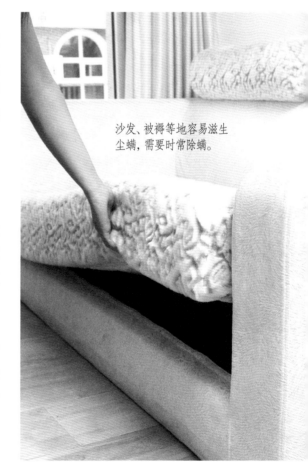

沙发、被褥等地容易滋生尘螨，需要时常除螨。

过敏性鼻炎

过敏性鼻炎是儿童常见的变态反应性疾病。随着大气污染等环境问题日益严重，我国儿童过敏性鼻炎的发病率呈持续增长的趋势。

过敏性鼻炎的症状

患有过敏性鼻炎的宝宝有以下症状。

鼻痒：是患过敏性鼻炎的先发症状，往往除鼻痒外，还伴随有咽喉、眼、耳朵等部位的发痒症状。

流鼻血：过敏性鼻炎宝宝会有阵发性喷嚏，每天数次阵发性发作，会不自觉流清鼻涕，有时会流出少量鼻血或鼻涕带血丝。

嗅觉减退：过敏性鼻炎发作时嗅觉减退得较为显著，发作间期嗅觉会恢复正常。

头痛：偶尔会伴有轻微的头痛。

鼻塞：由于鼻黏膜发生水肿，加上分泌物阻塞，就会出现鼻塞。如果过敏性鼻炎发作时间过长，有形成鼻息肉的可能，会使鼻塞加重。

黑眼圈：宝宝这么小有黑眼圈应引起重视，很可能是因为眼睑脓肿出现的下眼睑暗影。

过敏性鼻炎宝宝的护理方法

宝宝患有过敏性鼻炎，家长在寻求医生帮助后，也需要做好日常的护理。

穴位推拿，缓慢推拿鼻部两侧穴位。

经常通风，保持空气清新。

按时睡觉，规律睡眠时间，保证充足睡眠。

补充水分，适量喝温水、多吃新鲜蔬菜、水果补充维生素。

过敏性鼻炎的原因

遗传因素：过敏性疾病具有遗传易感性，如果父母患有过敏性鼻炎，那么宝宝患过敏性鼻炎的概率更大。

环境因素：环境中的过敏原是疾病发作的常见病因。1岁以内最常见的过敏原是室内的尘螨、动物皮屑、毛发、禽类的羽毛，以及强烈的气味、空气污染、温度的变化也会诱发过敏性鼻炎。

需要带宝宝去医院的情况

如果宝宝的鼻炎对宝宝的日常生活没有影响，可以不进行处理。当宝宝出现鼻子瘙痒难忍、频繁打喷嚏、流鼻涕、鼻塞严重等，影响到了日常生活，应及时带宝宝去医院，以防引起哮喘等并发症。

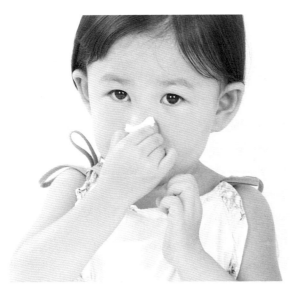

如何区分过敏性鼻炎和感冒

过敏性鼻炎包括季节性过敏性鼻炎（也叫花粉热）和常年存在的过敏性鼻炎，表现为打喷嚏、流清鼻涕、揉搓鼻子、鼻塞、流眼泪、因为痒抠鼻子抠耳朵、眼睛下方出现明显的黑眼圈等。

由于感冒引起的打喷嚏、流鼻涕和鼻塞等症状，会连续几天，治疗后症状会有所缓解。过敏性鼻炎的打喷嚏却是一阵一阵的，有的时候一天连着打数次喷嚏。

过敏性鼻炎的喷嚏是一连串的，打完后鼻子就会流出很多水样的鼻涕。而感冒时打喷嚏后鼻涕较少，而且鼻子也不会发痒。

感冒常常伴随着咳嗽、体温升高、浑身没劲等症状，而过敏性鼻炎则是鼻痒，还有常见的上颌痒症状。

过敏性鼻炎的预防

尽量少接触过敏原。很多人对花粉过敏，因此，在花粉季应当尽量避免到公园、郊外等花粉多的地方；也有很多人对尘螨过敏，因此，需要经常晒晒被子，为家里物品尤其是床单、被褥等

除螨，另外，还要保持家里干燥，梅雨季节家中潮湿，及时除湿能够有效防止霉菌和霉变的发生。同时注意及时清理花草、垃圾箱等，以此减少对过敏原的接触。

注意鼻腔清洁。可以经常让宝宝用生理盐水清洗鼻腔。

适量运动，增强体质。适当的锻炼能够提高宝宝的免疫力，增强心肺功能，使身体处于良好状态，家长可以带孩子跑跑步、打打篮球、踢足球。

早春、秋季是过敏性鼻炎的高发期

吸入性过敏原是导致过敏性鼻炎最主要的因素。季节性过敏性鼻炎，早春和秋季是高发季节，干草、花粉、动物毛屑和空气中的霉菌是主要过敏原。这些过敏原非常难避免。只有减少过敏原的吸入，才能使症状减轻。因此在过敏性鼻炎的高发季节，外出尽量让宝宝戴口罩，在室内尽量关紧门窗，打开空气净化器。

小儿肠绞痛

肠绞痛又称肠痉挛、痉挛性肠绞痛。虽然名字叫肠绞痛，但它不一定是因为肠子绞痛而导致的。现将婴儿肠绞痛定义为：营养充足的健康婴儿每天哭闹至少 3 个小时，每周哭闹至少 3 天，发作超过 3 周。肠绞痛其实并不是一种病，只是一个用来描述宝宝身体健康、但总是无法控制哭闹的词语。

小儿肠绞痛的症状

出生 3 个月以下婴儿肠绞痛的主要表现为阵发性的哭闹，可大声哭叫持续数小时。哭时面部潮红、口周苍白、腹部胀而紧张、双腿向上蜷起、足发凉，双手紧握，直至幼儿力竭、排气或排便而绞痛终止。

小儿肠绞痛的原因

肠绞痛是一种非常常见的生长发育中的问题。研究显示，有 10%~20% 的婴儿曾有肠绞痛的现象，多半发生在 3 个月以内的婴儿，并多见于易激动、兴奋、烦躁不安的婴儿。肠绞痛的原因有以下几种。

控制肠壁蠕动的神经发育不成熟：3~4 个月以内的小宝宝，肠壁的神经发育不成熟，容易造成肠道蠕动不规则，部分肠道蠕动较快，部分蠕动较慢，纠结一起而导致痉挛疼痛。

腹部胀气：宝宝消化道里用于分解食物的消化酶或消化液还很少，消化母乳或者配方奶里的蛋白质时，可能会造成肚子胀气疼痛。宝宝在哭闹过程中会吞下过多空气，也会造成胀气。

不良情绪的传染：妈妈的焦虑和烦躁情绪也会传染给宝宝。有些专家认为，宝宝一阵一阵长时间的哭闹是一种发泄，因为他正在发育的神经系统还不能很好地处理周围环境中的各种刺激因素。

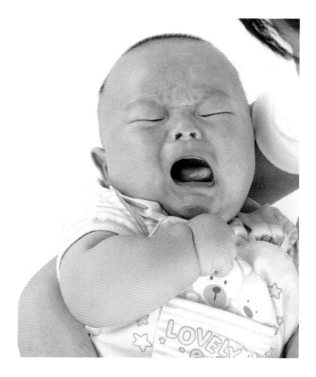

肠绞痛的护理方法

　　家长们也要细心地观察宝宝是否有因其他的需求没有被满足而引起哭闹。例如，宝宝肚子饿了、尿布湿了、鼻塞、环境温度太冷或太热，也有的宝宝是睡醒后想要有人抱或找人玩。如果都不是，再考虑宝宝是否为肠绞痛所引起的哭闹。

　　如果是肠绞痛，可使宝宝在保暖条件下入睡，常可自愈。可以用手按摩腹部，在腹部放置热水袋等缓解疼挛及排出积气。也可在医生指导下用西甲硅油滴剂或乳糖酶滴剂治疗。

竖抱宝宝缓解肠绞痛

　　肠绞痛发作时，很多宝宝哭闹很凶，家长的方法得当，有利于缓解宝宝的症状。家长不妨试试，比如竖着抱起宝宝，顺时针轻柔按摩宝宝的腹部，带宝宝去户外转转等。

尝试将奶粉换成适度水解奶粉

　　对于人工喂养的宝宝，如果症状明显，可以考虑将奶粉换成适度水解奶粉，同样观察是否会缓解症状。如果更换成适度水解奶粉之后，宝宝哭闹明显较少或消失，则有可能是奶粉引起的肠

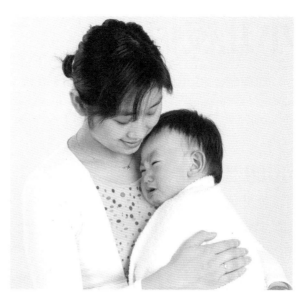

绞痛。随着年龄增加，肠绞痛症状会逐步消失，通常不需要吃药处理。喂奶过程中，注意不要让宝宝吸入过多空气，可在宝宝吃奶后竖着抱宝宝并拍后背排出胃内的气体，同时奶的温度应适中。

　　有专家认为，对肠绞痛症状明显的宝宝，可以尝试服用一些益生菌来调理肠道。

多数宝宝 3~4 个月可自行缓解

　　对于父母来说，宝宝得肠绞痛是令人焦虑的，但大多数宝宝在 3~4 个月之后，自己就会逐渐减少哭闹次数。这也许是宝宝的神经系统逐渐发育健全，对环境或其他的刺激因素不再那样敏感的缘故。

需要带宝宝去医院的情况

　　如果宝宝哭闹一阵，时间不长，自然恢复正常，吃喝玩不受影响，可在家观察。可是如果宝宝在哭闹的过程中还伴有其他病症的发生，比如发热、反复呕吐、脸色苍白、便血等，应立即就医。

小儿夜惊

约有 3% 的宝宝有夜惊，男孩略多于女孩，可发生在儿童的任何时期，以 5~7 岁为多见，青春期以后就少见了，多发生在入睡后 2 小时内。

小儿夜惊的症状

小儿夜惊主要表现为睡眠中突然惊叫、哭喊，伴有惊恐表情和动作以及心率增快、呼吸急促、出汗、瞳孔扩大等自主神经兴奋症状。通常在夜间睡眠后较短时间内发作，每次发作持续 1~10 分钟。发作后对发作时的体验完全遗忘。数分钟后缓解，继续入睡。

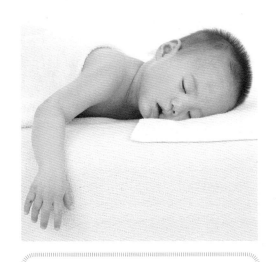

小儿夜惊的原因

大脑尚未发育完全：大脑尚未发育完全，中枢神经系统还没有完全发育完善，可能会出现小儿夜惊，对宝宝的睡眠有影响。

心理因素：心理因素占有一定的比例，包括情绪的焦虑、压抑、紧张不安等。有些情绪是临时性的，比如白天玩得太兴奋，晚上看了恐怖电视或者听了恐怖故事，这些会刺激宝宝做各种各样的梦，也就会导致宝宝出现夜惊。

病理因素：持续的夜惊可能是病理因素引起的，比如大脑发育异常、营养不良、大脑和各脏器之间协调不好以及维生素 D 缺乏的佝偻病等，都会引起夜惊，此时需要去看医生。

需要带宝宝去医院的情况

宝宝如果偶尔出现夜惊、哭闹的情况，也不影响白天的精神，无须特别关注。但如果宝宝反复夜惊，动作也较多，形式多样，持续时间长，醒后白天精神不佳，应去医院看医生。

导致宝宝夜惊的原因很多，不一定与缺乏营养素有关系。但宝宝的饮食要荤素搭配、营养均衡，避免缺钙等问题。如果宝宝缺钙或缺乏促进钙吸收的维生素 D，也会导致夜惊、睡眠不安，这种情况需要到医院确诊。

小儿夜惊的护理方法

养成良好的睡眠习惯

良好的睡眠习惯，不开灯，睡眠姿势正确，空气流通，睡前不过饱，使大脑得到充分休息。合理安排生活，消除影响睡眠不安的各种因素。

解除宝宝的焦虑

排除身体上的病理因素，帮助宝宝放宽心，尽量避免诱发夜惊的事情。有针对性的心理疏导，讲故事、听音乐，解除宝宝的焦虑，培养开朗的性格。

适度调整宝宝的运动量

白天适度调整宝宝的运动量，避免白天过度兴奋、劳累，提高睡眠质量，不仅可以增强体质，还可以促进大脑发育。

夜惊一般不需药物治疗，经常发生夜惊的宝宝，家长需要了解他的心理状态，疏导他的焦虑不安，也不需过分紧张，但要注意防止因夜惊、夜游出现的危险，避免意外事故。发作后，要帮宝宝盖好被子，重新入睡。如果反复发作，持续发作，应去医院排除病理性因素，比如癫痫等。

荤素搭配，营养均衡

为了预防缺钙，1岁以后的宝宝需继续喝奶，每天400~600毫升，同时注意豆腐、绿叶蔬菜、芝麻酱等含钙丰富的食物的摄入。并注意户外活动，让机体合成维生素 D 来促进钙的吸收。也可补充预防剂量的维生素 D 制剂。

小儿夜惊，不一定是缺钙

不少家长都反映宝宝出现过夜惊。导致宝宝夜惊的原因很多，而不一定是缺钙，其中包括不良的睡眠习惯，白天对宝宝责骂、恐吓和殴打，使宝宝精神过度紧张，大脑始终处于兴奋状态。也有可能是宝宝在做噩梦。有的家长反映，由于白天责骂了宝宝几句，当天晚上睡得好好的，宝宝突然醒来，大哭大叫，吓他一跳。因此，应对此类原因导致的夜惊，家长需要多关爱宝宝，避免不必要的责骂等。

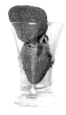

均衡的营养是预防小儿夜惊的一种有效方法。

手足口病

手足口病是由多种肠道病毒引起的比较常见的传染病，常见的有肠道病毒71型（EV71）和A组柯萨奇病毒、埃可病毒等。该病以婴幼儿发病为主，儿童和成人感染后多不发病，但具有传染性。

患手足口病的原因

手足口病可经胃肠道传播，也可经呼吸道(飞沫、咳嗽、打喷嚏)传播，也可因为接触患儿的分泌物、皮肤疱疹或被污染的手或物品传播，肠道病毒传染性强，传播速度快，隐形感染比例大。5岁以下，尤其3岁以下儿童免疫力低，易感性强，在托幼机构容易大范围流行。

需要带宝宝去医院的情况

发现宝宝精神萎靡，嗜睡、易惊、头痛、呕吐、谵妄甚至昏迷；肢体抖动，肌肉阵挛、无力或急性弛缓性麻痹；惊厥，面色苍灰、皮肤花纹、四肢发凉，指（趾）发绀，出冷汗，呼吸浅促、呼吸困难或节律改变，口唇发绀，咳嗽，咳白色、粉红色或血性泡沫样痰，应马上去医院。

宝宝患手足口病的护理方法

宝宝得了手足口病家长不用太紧张，大多是普通型病例，能自愈。首先做到隔离，避免交叉感染；其次适当休息，清淡饮食，加强营养；最后做好口腔和皮肤护理，对症治疗，比如发热的退热处理、口腔溃疡可在医生指导下使用局部麻醉剂来缓解疼痛。

手足口病是可以预防的

重症手足口病病情进展迅速，救治困难，非常危险，但好在手足口病是可以预防的。

●讲卫生，勤洗手

饭前便后、外出后要用肥皂或洗手液等给儿童洗手，不喝生水，不吃生冷食物，避免接触患病儿童。看护人接触儿童前、替幼童更换尿布、处理粪便后均要洗手，并妥善处理污物。

●餐具、玩具要保持清洁

婴幼儿使用的奶瓶、奶嘴，使用前后应充分清洗。每天对玩具、个人卫生用具、餐具等物品进行清洗消毒。

●防传染

本病流行期间不宜带儿童到人群聚集、空气流通差的公共场所，注意保持家庭环境卫生，居室要经常通风，勤晒衣被。

●一旦确诊，做好隔离

托幼单位每天进行晨检，发现可疑患儿时，采取及时送诊、回家休息的措施；对患儿所用的物品要立即进行消毒处理。

儿童出现相关症状要及时到医疗机构就诊，一旦确诊，做好隔离。

重症病例一定要引起重视

少数病例（尤其是小于3岁者）病情进展迅速，在发病1~5天出现脑膜炎、脑炎（以脑干脑炎最为凶险）、脑脊髓炎、肺水肿、循环障碍等，极少数病例病情危重，甚至死亡，存活病例可留有后遗症。并发中枢神经系统疾病时表现：精神差、嗜睡、易惊、头痛、呕吐、谵妄甚至昏迷；肢体抖动，肌阵挛、眼球震颤、共济失调、眼球运动障碍；无力或急性弛缓性麻痹；惊厥。合并有中枢神经系统症状以2岁以内患儿多见。

患手足口病的宝宝不需要禁忌鱼、虾、蛋、奶

手足口病与病毒感染有关系，饮食上一般不需要禁忌鱼、虾、蛋、奶，除非对这些食物过敏。但需要注意的是，由于病毒感染，患儿出现发热等症状，食欲不佳，饮食上不能吃太多高蛋白、高油脂的食物，而应该摄入营养丰富，容易消化吸收的食物。

夜磨牙

夜磨牙是中枢神经系统大脑皮质颌骨运行区的部分脑细胞不正常兴奋导致三叉神经功能紊乱，三叉神经支配咀嚼肌发生强烈持续性非功能性收缩，使牙齿发生"嘎嘎"响声的咀嚼运动。即使到了成年后，很多人还存在夜磨牙现象。

夜磨牙的原因

目前尚未明确，可能与日间焦虑、心理压力、紧张恐惧等有关。相关因素包括蛔虫感染、过敏性鼻炎、肛门瘙痒、慢性腹部疾病、神经系统疾病（脑膜炎、脑瘫）及口腔疾患（牙齿缺失、过长、长牙）。

其中，肠内寄生虫病尤其是肠蛔虫病，在儿童中多见。经常接触泥土的宝宝，会有感染肠内寄生虫的风险。

神经系统疾病，比如精神运动性癫痫、癔症等会导致夜磨牙。

另外，小儿白天情绪激动、过度疲劳或情绪紧张等也易出现夜磨牙。

换牙期间的磨牙现象。宝宝 8~11 岁换牙期间，因为牙龈发痒，很容易产生轻微的磨牙现象，这期间轻度磨牙属正常现象。如果磨牙症状比较严重就需要治疗了，过了这个时期通常会自行消失。缺钙或维生素 D 可能会导致磨牙。

需要带宝宝去医院的情况

情况一：一般情况下磨牙都不需要去医院。如果怀疑宝宝蛔虫感染、缺钙或维生素 D，则需要到医院确诊。

情况二：磨牙状况比较严重，磨牙同时喉咙还发出"咕咕"响声；或者小儿烦躁、哭闹不安，第二天精神不佳，影响食欲；或者口腔异味重、牙龈发炎等，需要去医院就诊。

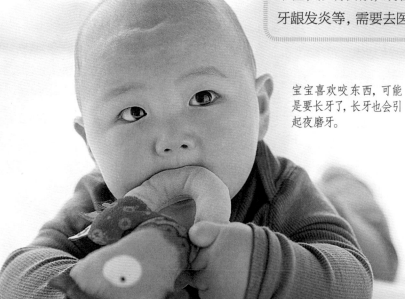

宝宝喜欢咬东西，可能是要长牙了，长牙也会引起夜磨牙。

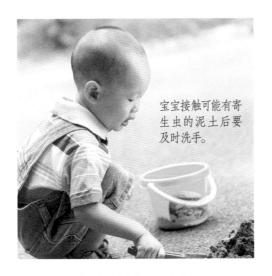

宝宝接触可能有寄生虫的泥土后要及时洗手。

夜磨牙宝宝的护理方法

找到病因对症治疗

患有肠寄生虫病需尽早驱虫；有佝偻病的宝宝要补充适量的钙及维生素 D 制剂。要请口腔科医生仔细检查有无牙咬合不良。如果有，需磨去牙齿的高点，并配制牙垫，晚上戴后会减少磨牙。

营造和谐的家庭环境

给宝宝布置舒适和谐的家庭环境，晚间少看电视，避免睡前过度兴奋。

养成良好的饮食习惯

饮食宜荤素搭配，改掉挑食的坏习惯，晚餐要清淡，不要过量。宝宝吃饭应定时定量，寒温适宜。磨牙期间应让宝宝少食或尽量避免油腻、煎炸及辛辣食品。如果宝宝有挑食的习惯，磨牙期间也应特别注意饮食。家长可以把宝宝不喜欢吃的食物多做几个花样，尽量做到食物的均衡摄入，让宝宝吸收来自各种食物中的营养，也能起到增强抵抗力、少生病的作用。

夜磨牙的危害

夜间磨牙，宝宝有时自己可察觉到，因为睡眠较浅导致过度疲劳。在吃饭、说话时引起下颌关节和局部肌肉酸痛，张口时下颌关节还会发出响声，这样吃饭和说话使宝宝有了负担，大大影响了生活质量。

磨牙也会使牙齿本身受到损害。由于牙釉质受到损害，引起牙釉质过敏，遇到冷、热、酸、辣时就会发生牙痛。磨牙时，咀嚼肌会不停地收缩，久而久之咀嚼肌增粗，下端变大，宝宝的脸型也会发生变化，影响美观。

宝宝处在非常重要的发育阶段，如果不及时治疗磨牙，可能会影响宝宝的一生健康。

饮食均衡营养很重要

宝宝夜间磨牙的原因之一可能是缺钙，因此，合理的饮食非常重要。均衡的饮食可以预防宝宝缺钙和营养不良。1 岁以内的宝宝以奶为主，1 岁以后也要保持一定的奶量。1~3 岁每天可以安排 400~600 毫升的奶量，3 岁以后可以继续保持 400 毫升的奶量，同时注意摄入富含钙的食物。如果没有喝奶的习惯或因为牛奶蛋白过敏不再进食奶类，则需要补钙。同时，注意户外活动，预防缺乏维生素 D 影响钙的吸收。

龋齿

龋齿俗称虫牙、蛀牙，是细菌性疾病，可以继发牙髓炎和根尖周炎，甚至能引起牙槽骨和颌骨炎症。如果不及时治疗，病变继续发展，形成龋洞，终至牙冠完全破坏消失，其发展的最终结果是牙齿丧失。儿童龋齿的发病率非常高。

宝宝患龋齿的原因

不注意口腔卫生：幼儿主要是母乳喂养和奶粉喂养，幼儿长到 6 个月左右就可以添加辅食，如果不做好口腔清洁工作就会导致食物残渣或者是奶粉残渣附着在牙齿上，导致牙齿龋坏。

宝宝爱吃甜食：大多数幼儿都爱吃甜食，因为吃甜食可以使心情变好，但吃过多甜食会导致牙齿被细菌腐蚀，很容易引起牙齿龋坏。

营养不良：如果机体营养不足，牙齿得不到营养供应，就会导致牙齿龋坏。

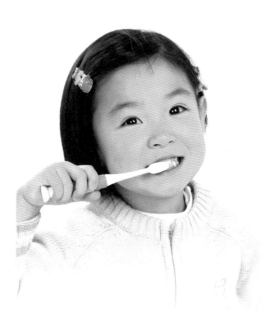

龋齿的预防方法

养成良好的口腔卫生习惯

根据美国儿科学会的建议，满 2 岁的宝宝可以使用软毛儿童牙刷每天刷牙两次。养成早晚刷牙、饭后漱口的好习惯并定期检查口腔。使用含氟牙膏可有效预防龋齿。

合理安排零食

临睡前不吃零食，少吃甜食，比如糖、甜饮料等。

正确地使用奶瓶

1 岁以后儿童不应使用奶瓶，否则会导致奶瓶龋，表现为在乳前牙的唇面、邻面龋较快发展成围绕牙冠颈部的大范围环形龋。

合理膳食

适量摄入富含钙、磷的食物，比如奶类、豆腐、芝麻酱等。蔬菜、全麦类等富含膳食纤维的食物对牙齿有摩擦洁净的作用，可减少食物残屑堆积。

要拔乳牙吗

一般来说，宝宝从5岁开始进入换牙期，一般从门牙开始更换。由于牙齿从内侧萌出，家长担心宝宝的恒牙往里长，所以早早就把乳牙拔掉，这是不正确的做法。乳牙可以诱导恒牙生长，如果过早地把乳牙拔掉，万一伤口好了，恒牙就有可能长不出来，造成牙齿萌出滞后。

龋齿的危害

乳牙龋坏严重，造成咀嚼功能降低，影响儿童的营养摄入，对生长发育造成影响。

龋洞内食物残渣滞留，细菌聚集，使口腔卫生恶化。乳牙龋坏破损的牙冠易损伤局部的口腔黏膜组织，引起口腔炎症。

乳牙根尖周炎影响继承恒牙牙胚发育。乳牙因龋早失，造成恒牙间隙缩小，因间隙不足发生位置异常。龋齿会影响美观和咀嚼功能。

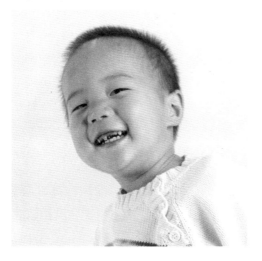

宝宝长牙发热、不睡觉如何应对

长牙可能引起发热、流口水、乱啃咬。有的宝宝突然不肯吃饭，奶量也下降了，晚上睡觉时也容易醒或哭闹。这都是出牙导致宝宝难受的表现，家长需要关注宝宝，安慰宝宝，必要时稍微调整饮食结构。如果宝宝不愿意吃固体食物，可增加流质、半流质食物的摄入。均衡安排宝宝的饮食，才能有利于增强宝宝抵抗力。

需要带宝宝去医院的情况

宝宝如果出现高热、精神欠佳、影响饮食、牙龈肿胀等，应去医院检查。出现较多龋齿，应挂口腔科就诊。

医生治疗龋齿的主要方法是充填，即将龋坏组织去除干净，做成一定的洞形，清洗、消毒以后，用充填材料填充，并恢复牙齿缺损的外形，龋坏就可以不继续发展。浅龋充填效果最好，中龋和深龋的治疗，在去净龋坏组织以后，有时洞底已接近牙髓，就需要在洞底加一层护髓剂再填充。

如果龋齿严重，引发牙髓炎，疼痛难忍，则需要采取根管治疗，杀死牙神经。因此，预防龋齿的发生非常关键。

缺铁性贫血

大量的研究证明，缺铁性贫血会影响到儿童生长发育，还会影响到运动和免疫等各种功能。宝宝患缺铁性贫血就会出现面色苍白、头晕、犯困、四肢乏力、注意力不集中、食欲减退、抵抗力下降的情况。中度缺铁性贫血常有烦躁不安或精神不振，不爱活动，食欲减退，上唇、口腔黏膜以及指甲苍白等症状。明显贫血时宝宝心率增快，常合并感染。

宝宝患缺铁性贫血的原因

辅食添加不当

辅食添加不及时或不当是导致 6~12 个月婴儿缺铁或患缺铁性贫血的主要原因。通常情况下，足月的正常宝宝体内储存的铁，以及从母乳或配方奶中获得的铁能满足 6 个月的需要，6 个月以后应及时添加强化铁或含铁丰富的辅食。幼儿饮食结构不合理，铁摄入不足，也会导致缺铁或贫血。

孕期"铁"不够

孕期准妈妈患有缺铁性贫血可影响胎儿铁的储备，增加婴儿期缺铁或患缺铁性贫血的概率。而早产、双胎或多胎、胎儿失血和孕妇严重缺铁均可导致胎儿先天储铁减少，容易患缺铁性贫血。

早产儿或低出生体重儿

早产儿或低出生体重儿，体内铁的含量较低，也比足月儿对铁的需求更多，不及时补充会比足月儿更容易发生缺铁性贫血。

需要带宝宝去医院的情况

缺铁性贫血的初期症状不明显，不易被发觉，等到症状明显时，多已达到中度贫血。需要家长在宝宝体检的血液化验中重点关注，长期观察缺铁性贫血症状。当宝宝有明显症状时，需去医院检查并治疗。

轻度症状： 面色苍白、头晕、犯困、四肢乏力、注意力不集中、食欲减退。

中度症状： 烦躁不安或精神不振，不爱活动，迷迷糊糊睡不醒，食欲减退，上唇、口腔黏膜以及指甲苍白。

重度症状： 宝宝面色苍白，心率增快，气短，肝脾肿大，免疫力下降常合并感染，需要去医院做相关检查，并积极治疗。

缺铁宝宝的护理方法

宝宝是否为缺铁或缺铁性贫血，需要医生进行诊断。医生可能会安排做血液测试，以便检查宝宝是否患有贫血，并判断疾病的严重程度。宝宝一旦被确诊为缺铁性贫血，则说明体内储存的铁消耗殆尽，需要尽可能查找缺铁的原因，并采取相应措施去除病因。

遵医嘱补充铁剂

在医生指导下，使用铁剂治疗。可同时口服维生素 C 促进铁的吸收，并在血红蛋白正常后继续补铁 1~2 个月甚至更长时间，恢复机体的储铁水平。必要时，还要同时补充维生素和微量元素。

早产儿和低出生体重儿，补充铁剂要注意

母乳喂养的宝宝，在医生指导下补充铁剂，直至 1 周岁。人工喂养的应采用强化铁的配方奶粉，一般不需要额外补铁。但要及时添加含维生素 E 和叶酸及含铁丰富的食物。

合理活动，让宝宝早恢复

贫血不是短期能调理好的，其病程较长。如果宝宝的症状较轻，可以让宝宝做一些简单的运动。如果宝宝症状较重，需在医生的指导下，给宝宝制订合理的运动计划，安排合理的运动强度和运动时间，不能只休息、不运动。

缺铁性贫血的预防

足月儿应尽量纯母乳喂养 6 个月，此后继续母乳喂养，同时及时添加富含铁的食物，比如强化铁的米粉、肉泥、鱼泥等。建议母乳喂养的宝宝，从 4 个月开始，可小剂量补铁至 1 周岁来预防缺铁。混合喂养和人工喂养应采用强化铁的配方奶粉，并及时添加富含铁的辅食。

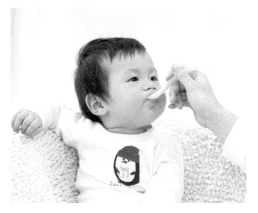

幼儿应注意食物均衡和营养，纠正厌食和偏食等不良习惯，平均每天安排肉类（按生重计算）50 克左右、鱼类 50 克左右，偶尔可进食点肝类。鼓励进食富含维生素 C 的蔬菜和水果，促进植物来源非血红素铁的吸收。不再继续母乳喂养的宝宝，尽量采用强化铁的配方奶粉，每天可进食 400~600 毫升配方奶。没有继续母乳喂养，又不喝配方奶的宝宝，更要注意适量摄入肉类、鱼类等来获得足够的铁。同时也要注意不要过多摄入肉类，以免造成超重或肥胖。

缺铁的危害

铁缺乏可导致宝宝食欲下降，少数宝宝可出现异食癖；有的出现口腔炎、舌炎，严重者可发生萎缩性胃炎或吸收不良综合征。缺铁性贫血可使机体免疫功能下降，儿童感染疾病机会增加。同时，缺铁时肠道对有毒重金属的吸收会增加，比如铅、镉等，进一步造成危害。

小儿肥胖

很多妈妈不理解，感觉自己家的宝宝吃得不多，可怎么就那么胖呢？还有妈妈纳闷，为什么母乳喂养的宝宝也会肥胖。

小儿肥胖的标准

如何简单地大体上判断宝宝是否可能已经肥胖？这就需要结合宝宝的月龄体重、身高。从直观上来说，如果感觉宝宝明显比同龄宝宝胖或重，且奶量或饭量很大，则需要注意宝宝是否已经超重或肥胖。体重超过同性别、同身高正常宝宝均值的 20% 即可诊断为肥胖症。均值 20%~29% 为轻度肥胖，30%~39% 为中度肥胖，40%~59% 为重度肥胖，超过 60% 为极度肥胖。

小儿肥胖的原因

导致宝宝单纯性肥胖的原因有很多，包括遗传基因，比如节约基因的存在，导致一些宝宝更容易肥胖。还有的宝宝在妈妈肚子里已经开始胖了，出生就是巨大儿，导致持续性肥胖。

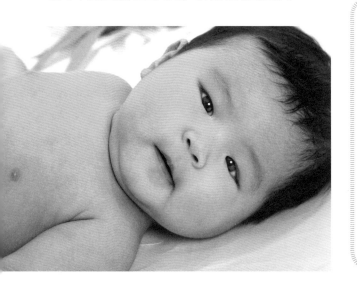

小儿肥胖的危害

肥胖可导致宝宝患 30 多种疾病，比如，高脂血症、脂肪肝、高血压、胰岛素抵抗、2 型糖尿病等。肥胖还会导致宝宝反应变慢，智力下降，学习成绩下降，活动受限，关节变形等。

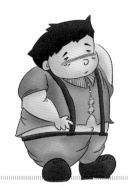

需要带宝宝去医院的情况

有些肥胖不是因为吃得多，而是确实存在一些继发性病理性肥胖，需要到医院检查才能诊断。

如果家长发现宝宝活动少、肌力低，或者伴有智力问题、手指畸形、性发育异常、睡觉打呼噜、呼吸暂停、呼吸受阻等，就要去医院了。

小儿肥胖的护理方法

孕期注意饮食控制

为了避免宝宝出现肥胖，父母需要规范好宝宝的饮食。准妈妈要合理安排自己的饮食，尽量避免宝宝出生时就是巨大儿。

0~6个月尽量母乳喂养

宝宝0~6个月尽量母乳喂养。母乳喂养的宝宝比人工喂养的宝宝发生肥胖的概率明显要低。但母乳喂养也可能肥胖，哺乳期妈妈比较胖，且进食大量的含油脂的食物，乳汁中脂肪含量就会高，容易导致宝宝肥胖。如果是人工喂养或混合喂养，则需要控制总奶量及喂养速度，宝宝需要多少喂多少，不要怕饿着宝宝就一直喂。

合理的饮食，让宝宝更健康

限制总能量

合理控制膳食能量供给量，膳食供给的能量必须低于机体实际消耗量，以造成能量的负平衡，辅以适当的体力活动，增加能量的消耗。根据不同年龄和活动量控制每天热量。

保证蛋白质供给

必须保证膳食中正常量的优质蛋白质的供给，对采用低能膳食的中度以上肥胖者，食物蛋白质占总能量一般不超过20%，选用优质蛋白质食物，比如牛奶、鱼肉、虾肉、鸡肉、鸡蛋白、瘦肉等。

限制碳水化合物

根据个人情况确定饮食中碳水化合物（主要来源为主食）的量。为增加饱腹感，可适量增加富含膳食纤维的食物，比如粗粮和蔬菜，可用粗粮、薯类作为部分主食，蔬菜选营养价值较高的绿叶类，

比如菠菜、青菜、空心菜，深色瓜果类，比如番茄、胡萝卜等。

限制脂肪

为使膳食含能量较低而又耐饿性较强，对肥胖宝宝膳食脂肪供给量应控制在总能量的25%~30%。

合理选择和烹调食物

应根据儿童不同于成人的能量需求，参照世界卫生组织推荐的成人每天5克盐摄入最高限量，酌情减少儿童盐摄入量，1岁以内宝宝不额外吃盐。少吃含嘌呤高的动物内脏，比如肝、心等。烹调宜采用蒸、煮、烧、氽等方法，忌用油煎炸。每天进餐3~5次。

"小胖子"不等于营养过剩

很多人认为小胖子就是营养过剩，这种说法不够恰当。胖可能只是能量过剩，不代表营养素过剩。很多胖的小朋友更容易出现维生素D缺乏等问题。因为胖了以后，脂肪组织或细胞会储存一些脂溶性维生素，比如维生素D等，导致血液中维生素D不足，出现缺乏症状。

佝偻病

常见佝偻病为维生素 D 缺乏性佝偻病，又叫骨软化症，即骨矿化不足，为新形成的骨基质钙化障碍，是以维生素 D 缺乏导致钙、磷代谢紊乱和临床以骨骼的钙化障碍为主要特征的疾病。佝偻病是一种慢性营养缺乏病，发病缓慢，并影响生长发育。多发生于 3 个月至 2 岁的小宝宝。

患佝偻病的原因

佝偻病是因为"缺钙"，但绝大多数情况下并非饮食中钙摄入不足，往往是缺乏促进钙吸收的维生素 D。当然，单纯缺钙也会导致佝偻病，但对于以奶类为主的婴儿，单纯缺钙导致佝偻病的可能性不大。

那么现在条件这么好，为什么宝宝还会缺乏维生素 D 呢？

早产或者双胎婴儿体内储存的维生素 D 不足，且出生后生长速度快，易出现维生素 D 缺乏。

日照不足是维生素 D 缺乏的主要原因。紫外线大多不能透过玻璃窗，婴幼儿缺乏户外活动，大城市高楼建筑挡住了日光照射，大气污染、尘埃可吸收部分紫外线，都使内源性维生素 D 生成不足。冬季日照时间短，紫外线弱，北方冬季长，所以发病率冬天高、北方多于南方。

佝偻病的护理方法

患了佝偻病的宝宝应该补充钙和维生素 D。

宝宝如果是母乳喂养，妈妈应该注意摄入钙含量丰富的食物。患儿应该接受充足的自然光照射，促进体内维生素 D 的生成（6 个月内的婴儿需避免阳光直射）。

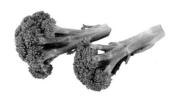

需要带宝宝去医院的情况

佝偻病有维生素 D 缺乏型和非维生素 D 缺乏型。

维生素 D 缺乏型：维生素 D 缺乏型较常见，初期表现不典型，容易疏忽遗漏，宝宝夜啼、烦躁不安、盗汗、摇头、枕秃。家长需了解育儿知识，及时发现，等到激期时出现骨骼病变，应尽快去医院；或者出现喉痉挛、手足肌肉不自觉抽动、惊厥时立即去医院。

非维生素 D 缺乏型：如果已经补充维生素 D，或者增加晒太阳时间了，仍出现佝偻病症状，可能是其他类型的佝偻病，应去医院就诊，明确病因。

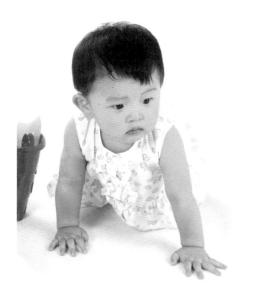

小儿佝偻病的预防

维生素 D 是维持高等动物生命所必需的营养素，是钙代谢最重要的生物调节因子之一。这是因为钙在小肠内吸收需要有钙结合蛋白，而维生素 D 好比一把"钥匙"，能够诱导机体产生钙结合蛋白，从而打开钙吸收的"大门"。同时，维生素 D 又能促进肾脏对钙的重吸收，减少钙的流失，"双保险"维持体内的钙含量。

《维生素 D 缺乏性佝偻病防治建议》要求宝宝每天摄入 400 国际单位的维生素 D 至 2 周岁。但其实，宝宝最好从出生后 2 岁开始至 2 岁半，除了适度晒太阳，还应根据医嘱补充维生素 D 制剂，以预防佝偻病。

每天摄入多少钙才不缺钙呢

宝宝如果缺钙，相当于缺少了原料，也是会患佝偻病的，那么每天摄入多少钙才能不缺钙呢?

《中国居民膳食营养素参考摄入量》（2013 版）推荐，0~6 月龄每天钙的适宜摄入量约为 200 毫克; 7~12 月龄约为 250 毫克; 1~3 岁约为 600 毫克。

因此，6 个月以内的宝宝，每天需要摄入大约 200 毫克的钙，相当于母乳 600 毫升或配方奶 400 毫升。7~12 月龄的宝宝，每天需要钙约 250 毫克，这就更容易达到了，只需要 700 毫升左右的母乳或配方奶 500 毫升左右。

1~3 岁幼儿的饮食，要想接近或达到 600 毫克的钙，则需要合理安排饮食，能母乳则继续母乳喂养，每天母乳量最好能在 600~800 毫升，甚至以上。如果是配方奶则最好控制在 400~500 毫升。

另外，钙可以从其他食物中来。含钙丰富的食物包括纯酸奶、纯牛奶、豆腐、绿叶蔬菜、芝麻酱等。

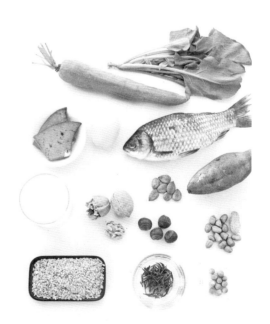

小儿甲状腺肿

在儿科内分泌门诊，因甲状腺肿大就诊的宝宝越来越多。由于甲状腺肿往往不痛不痒，很多是家长在无意中发现的。到底要不要紧呢？宝宝常主诉颈部变粗或衣领发紧。甲状腺位于颈前部，一旦肿大容易被家人和朋友发现，自己却很少觉察到。

甲状腺肿的原因

现在越来越多的宝宝会患上甲状腺肿，导致这种情况发生的原因是什么呢？

盲目给宝宝补碘

有的父母以为碘缺乏是致甲状腺肿的主要原因，因而在生活中盲目给宝宝补充碘，错误地以为食用碘盐越多越好。事实证明，过量的碘也会导致甲状腺肿大。

宝宝先天性甲状腺素合成缺陷

甲状腺素在合成过程中需要多种特殊酶的催化作用才能完成，甲状腺素合成酶的缺陷是较常见的甲状腺肿的原因。

宝宝自身患有慢性淋巴性甲状腺炎

慢性淋巴性甲状腺炎（桥本甲状腺炎）又称自身免疫性甲状腺炎，是一种以自身甲状腺组织为抗原的慢性自身免疫性疾病，呈弥漫性或结节性肿大，是儿童及青少年甲状腺肿及获得性甲状腺功能减退症最常见的原因。

宝宝患有甲状腺功能亢进症

儿童甲状腺功能亢进，较常见的是弥漫性毒性甲状腺肿，是由于甲状腺合成释放过多的甲状腺激素，造成机体代谢亢进和交感神经兴奋，引起心悸、出汗、进食和便次增多以及体重减少等病症。多数患儿还常常伴有突眼。

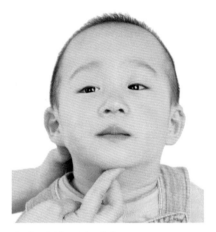

宝宝精神压力过大

随着社会不断进步，人们在各方面的压力都在加大，宝宝也一样。宝宝有升学压力，作业量多、经常熬夜、过度疲劳、饮食没规律，是导致甲状腺疾病的重要因素。

需要带宝宝去医院的情况

当宝宝有明显症状时，如果发现颈前有包块，或者摸到甲状腺肿大、结节、疼痛，感觉脖子粗，都应该去医院看内分泌科。如果甲状腺肿并伴有疼痛、发热，也可看普通外科。

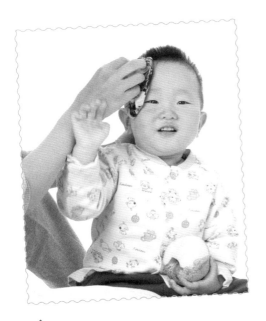

甲状腺功能亢进症有哪些表现

起病可以是隐匿的，神经兴奋性逐渐增高，食欲亢进、消瘦、情绪不稳定、暴躁、注意力不集中、成绩下降，心慌、多汗、好动、突眼、大便次数增多，有的可能伴有腹泻、低热、乏力、手抖、抽搐等。甲状腺疾病多是慢性疾病，早期症状较隐匿，易被忽视，耽误有效治疗时间。因此及时发现，尽快治疗是摆脱此病的关键。

如何预防碘不足或过量

为了预防碘摄入不足或过量，一般人群可每周定期摄入一定量的海产品，比如海带、紫菜、海鱼等。同时要合理使用加碘盐，比如炒菜放盐不宜过早，保持清淡口味，既能降低高血压的发病风险，也能降低碘过量的问题。

◆ 缺碘只是甲状腺肿的一个原因

甲状腺肿大是一种比较常见的甲状腺疾病。其发病原因有很多，甲状腺肿情况严重时会压迫宝宝的气管，导致呼吸困难，危害之大可想而知。

生活中很多家长认为甲状腺肿是由于缺碘，其实，缺碘只是甲状腺肿大的一个原因。甲状腺肿有功能亢进的，有功能低下的，也有正常的，原因是不一样的。碘缺乏只是一个方面，现在盐加碘后缺碘的发病率下降了。先天性因素、遗传因素、自身免疫因素、环境因素都有影响。

一旦发现宝宝甲状腺肿大，应立即去医院做相应检查。

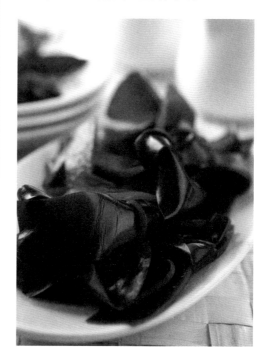

过敏性紫癜

过敏性紫癜是一种较常见的微血管变态反应性疾病，是一种以全身小血管炎症为主要病变的血管炎综合征。该病多发于学龄前和学龄期儿童，男孩发病率高于女孩，一年四季均有发病，以春秋二季多见。

过敏性紫癜的症状

开始出现皮肤及黏膜紫癜，并有发热、头痛、食欲缺乏，偶尔以腹绞痛或关节痛为主要表现。最早的皮肤表现为小而分散的瘀点式荨麻疹样皮疹，一般在 1 天之内变为出血性的，好发于上肢及臀部，呈对称性。

消化道症状

比较常见，可见于 2/3 的患儿，临床称为腹型。腹痛最常见，多为严重绞痛，发生于脐周，也可见于其他部位,3/4 的患儿可有压痛，同时可有呕吐；继而可见血便，严重者为血水样大便，吐血少见。常易误诊为急性腹泻，特别在出现皮疹以前。少数患儿可并发肠套叠，偶见发生肠梗阻、穿孔及出血性坏死性小肠炎。

肾脏症状

约有 1/3 的患儿发生肾炎，年龄越小发生越多，可为肉眼血尿或显微镜下血尿。一般出现于紫癜后 2~4 周，也可出现于皮疹消退后或疾病静止期。临床称之为"肾型"，即紫癜性肾炎。病情轻重不等，轻者居多，重症可发生肾功能减退、氮质血症和高血压脑病。少数病例血尿、蛋白尿或高血压可持续 2 年以上。

需要带宝宝去医院的情况

明显症状： 发现宝宝皮肤出现出血点、瘀斑，都应该引起重视，如果有增多趋势应该立即去医院，看免疫科、血液科或肾脏科。

合并症状： 如果皮肤紫癜合并腹痛、便血、血尿、关节肿痛等都应该立即去医院就诊。

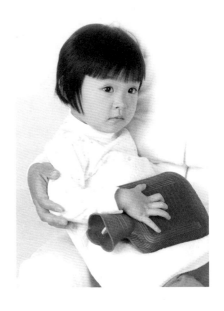

过敏性紫癜诊断标准

第一条：皮肤紫癜。分批出现的可触性紫癜，或皮下明显的瘀点。

第二条：腹痛。急性弥漫性腹痛，可出现肠套叠或胃肠道出血。

第三条：组织学检查。以 IgA 免疫复合物沉积为主的白细胞碎裂性血管炎，或 IgA 沉积为主的增殖性肾小球肾炎。

第四条：关节炎或关节痛。关节炎、急性关节肿胀或疼痛伴有活动受限；关节痛、急性关节疼痛不伴有关节肿胀或活动受限。

第五条：肾脏受累，出现蛋白尿，血尿。

注意：其中第一条为必要条件，加上第二至第五条中的至少一条即可确诊。

过敏性紫癜的护理方法

护理时应保持室内空气新鲜，经常通风，宝宝发病期应卧床休息，待症状好转后下床活动。患病期间应加强皮肤护理，观察皮疹形态、数量、部位、是否有新出血点，保持皮肤清洁，防擦伤、抓伤。如果有破溃应及时处理，防止出血和感染。不要让宝宝到寒冷或人群密集的环境中去。

在饮食方面要注意三点。第一，过敏性紫癜患病期间，要及时为患儿补充蛋白质等营养物质。在日常生活中，新鲜的瘦肉、动物肝脏、鸡蛋白等食物中都含有充足的蛋白质。第二，在过敏性紫癜患病期间，要注意摄入丰富、全面的维生素，让宝宝多吃新鲜的瓜果与蔬菜。第三，为了避免加重过敏性紫癜患儿肾脏方面的负担，应该严格控制患儿每日食盐的摄入量，切不可过量。

需要注意的是，在病情未痊愈之前，不要接种各种疫苗，痊愈后稳定一段时间，才能进行预防接种，否则可能导致此病的复发。

过敏性紫癜的预防

注意避免与致敏原接触，比如花粉、油漆、汽油、尘螨等。

注意饮食卫生，勤洗手，不吃不洁瓜果及水生植物，以杜绝肠道寄生虫感染的机会。

加强锻炼，增强体质，提高机体对各种感染的免疫力，避免过敏性紫癜发生的诱因。

注意气候变化，及时增减衣服，预防感冒，房间内定时通风换气以保持居室内空气清新。

过敏性紫癜可能反复发生

过敏性紫癜患儿易受环境变化的影响，比如，天气变冷、劳累、生气、感冒、饮酒、吃易引起过敏的食物等。遇到这些情况常会导致病情加重，而且会反复发生。

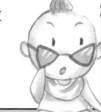

儿童糖尿病

糖尿病是由于胰岛素缺乏所造成的糖、脂肪、蛋白质代谢紊乱症。糖尿病分为四大类，即1型糖尿病、2型糖尿病、特殊型糖尿病和妊娠期糖尿病。儿童糖尿病多为1型糖尿病，但随着肥胖儿的增多，2型糖尿病也有增加趋势。

患糖尿病的原因

1型糖尿病确切的发病机制还没有完全弄清，目前认为是在遗传易感的基础上，在外界环境因素的作用下，比如病毒、细菌、化学毒物、食物中的某些成分等引起自身免疫反应，导致胰岛β细胞受到损害和破坏，胰岛素分泌减少，临床出现症状。

儿童糖尿病的护理方法

糖尿病应采取综合治疗，现主张"五驾马车"并驾齐驱，即胰岛素治疗、饮食治疗、运动、自我监测和糖尿病教育与管理。目的就是消除高血糖引起的症状，纠正代谢紊乱，使患儿正常发育与生活，预防并发症及积极治疗并发症。

胰岛素的治疗：1型糖尿病以前叫胰岛素依赖型糖尿病，就是需要长期使用胰岛素治疗。家长不用害怕，注射有多种方法，现在除了注射器外，还可以用胰岛素笔、胰岛素泵注射胰岛素，大大减少了注射的痛苦，注射方式也灵活，生活质量有所提高。胰岛素有短效、中效、长效、速效、混合型，根据个人情况和医嘱选择合适的方案。

运动疗法：运动时胰岛素敏感性增强，有利于血糖的控制，还可以减少胰岛素用量。建议有氧运动，步行、慢跑、游泳、骑车、打球等，运动量应根据每个人的耐受情况安排，量力而行，基本每天恒定，时间也相对固定。有大运动量前适当减少胰岛素用量，或者加餐，避免发生低血糖。

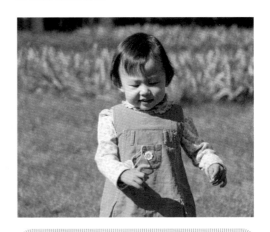

需要带宝宝去医院的情况

糖尿病患儿很多时候靠家长监测和护理，如果发现血糖波动很大或居高不下，自己又无法纠正或合并感染，出现精神不振、食纳减少、脱水症状，怀疑是酮症酸中毒时，应该去医院内分泌科治疗。

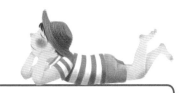

糖尿病的典型症状

1 型糖尿病起病比较急，大多数有 1~2 周的感染病史，或长期的饮食不当，临床出现典型的"三多一少"症状，即多饮、多尿、多食、体重减轻。有的婴儿因一直用奶瓶喝奶，家长不易察觉；有的宝宝因为夜尿增多可发生遗尿；大些的宝宝会出现精神不振、疲劳无力、体重下降等症状。

糖尿病酮症酸中毒怎么办

酮症酸中毒是 1 型糖尿病最常见的并发症，有些宝宝在诊断前就是以酸中毒为首发症状到医院的。临床出现呼吸深大、呼气中带有酮味、恶心呕吐、腹痛、进食减少、脱水表现、皮肤干燥、精神萎靡、嗜睡等。有经验的家长可以在家里增加胰岛素用量，多喂水补液，监测血糖，同时准备好去医院继续救治。

糖尿病的危害有哪些

患糖尿病的宝宝经过治疗以后，即使血糖控制不好，短期内也不会有明显症状，活蹦乱跳的。家长有时会放松警惕，以为没事了，就不经常监测血糖，以至于并发症提前出现。糖尿病神经病变是糖尿病最常见的慢性并发症之一，是糖尿病致死和致残的主要原因。表现为四肢末梢麻木、灼热感、冰冷刺痛，排汗异常（无汗、少汗或多汗），腹胀、便秘、腹泻，站立位低血压，心动过速、过缓，尿不尽、尿失禁等。

儿童糖尿病的饮食调节

限制纯糖食品

限制纯糖食品的摄入，尽量不吃含糖的饭菜、零食及饮料。但在低血糖时可以适量摄入糖块、含糖饼干等迅速纠正血糖。

合理膳食

少吃含油脂过高的食物，炒菜油不宜过多，以免摄入过多的能量。适量吃点全谷类或杂粮，最好占主食的一半以上，以便于控制血糖，增加胰岛素的敏感性。多吃深绿色蔬菜，每餐可安排少量的水果。年龄小的宝宝注意适量加餐，避免低血糖。

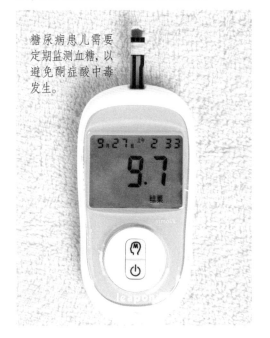

糖尿病患儿需要定期监测血糖，以避免酮症酸中毒发生。

儿童高血压

现如今，由于人们生活水平的提高，高血压已经不再是老年人的专利，患有高血压的儿童变得越来越多，这引起了社会的关注。因此，需要警惕儿童高血压。

儿童血压明显升高后的症状

儿童早期高血压往往无明显的自觉症状，当血压明显升高时，会出现头痛、头晕、眼花、恶心呕吐等症状。婴幼儿因不会说话，常表现出烦躁不安、哭闹、过于兴奋、易怒、夜间尖声哭叫等症状。有的患儿体重不增，发育停滞。如果宝宝血压过高，还会发生头痛、头晕加剧，心慌气急、视力模糊、惊厥、失语、偏瘫等高血压危象。脑、心、肾等脏器损害严重时，会导致脑卒中、心力衰竭、尿毒症等，危及生命。

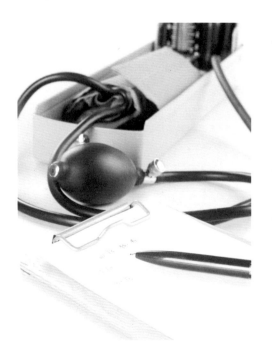

引起高血压的原因

高盐饮食

研究人员发现，高盐膳食从 4 岁起就可能升高儿童的血压。减少宝宝每天的盐摄入量能降低他们日后患高血压、中风和心脏病的风险。对高危人群应限制高钠盐饮食，每天摄入盐总量应低于 3 克。宝宝都喜欢炸鸡、可乐和方便面等食品。然而，像这样的高盐、高脂肪、高糖和含有咖啡因的食品，都是引发儿童高血压的危险因素。

家庭因素

家庭生活方式、饮食习惯和肥胖的易感基因导致了肥胖症、高血压的家庭集中出现。肥胖者由于脂肪组织的堆积，毛细血管床增加，引起循环血量和心排血量增加，心脏负担加重，日久易引起高血压和心脏肥大。另外，患高血压的肥胖儿童，通过减少体重可使血压下降，也证明肥胖对血压升高有明显影响。儿童血压与体重、身高及体重指数呈显著正比例关系，其中体重最明显。

需要带宝宝去医院的情况

家长在家监测宝宝长期以来血压偏高，休息也未达正常范围；合并高血糖、高血脂等代谢异常的，看心脏科或内分泌科。

感觉头痛、烦躁、意识改变，需立即去医院看急诊。突然心绞痛、头痛欲裂、肢体偏瘫，立即送医院急诊。

一旦确诊高血压，应积极查找病因

肾脏疾病：继发性高血压中 80% 可能与肾脏疾病有关，是儿童高血压的最常见病变，或称肾性高血压，包括先天性肾病、肾肿瘤、继发性肾脏病变、肾血管病等。

血管病变：如主动脉缩窄、多发性大动脉炎。

内分泌疾病：肾上腺皮质疾病，包括皮质醇增多症、原发性醛固酮增多症、嗜铬细胞瘤、甲状腺功能亢进等。

颅脑病变：颅内肿瘤、出血、水肿、脑炎等可致颅压增高伴有高血压，或影响自主神经的稳定性使交感神经兴奋。

低盐口味从娃娃开始养成

1 岁以内婴儿不额外吃盐。1~3 岁也尽量少吃盐，保持清淡口味。3~6 岁每天摄入的盐限制在 3~5 克。6 岁以上的宝宝也要少吃盐,最好不超过 5 克盐（来自世界卫生组织的建议）。

儿童高血压的护理方法

定期测量血压

动脉硬化的发生发展是一个漫长的过程，随着年龄的增长逐渐加重。因而人们从儿童开始就应加强血管保护，预防粥样斑块形成。

定期检查

当宝宝血压超过正常范围时，对宝宝进行定期健康检查相当重要。如果是继发性高血压，治疗重点在于控制原发病。随着原发病的控制以及饮食和运动措施的配合，多数患儿的血压可逐渐下降至正常水平，预后良好。

早期防治很重要

及早发现儿童高血压，进行早期防治，对其一生健康至关重要。要及时找出发病原因并尽快治疗。合理营养平衡膳食，少吃快餐和动物脂肪，饮食注意清淡，多参加体力活动或运动，控制体重，预防肥胖。

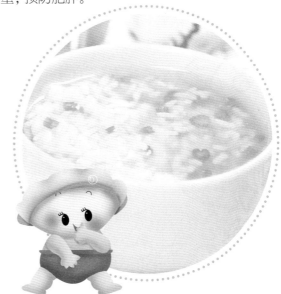

生长痛

生长性疼痛是儿童生长发育时期特有的一种生理现象，多见于3~12岁的儿童。家长不必太过担心，但也不能大意。因为有些疾病症状与生长性疼痛类似，如果家长不关注，可能会耽误宝宝的病情。

生长痛的症状

生长性疼痛是指儿童的膝关节周围或小腿前侧疼痛，这些部位没有任何外伤史，活动也正常，局部组织无红肿、压痛。生长性疼痛的主要临床表现有以下几种。

多为下肢疼痛

最常见的发生部位在膝、小腿和大腿的前面，偶尔会在腹股沟区，疼痛一般在关节以外的地方。典型的是双侧疼痛，也有部分病例是一侧疼痛。

多为肌肉性疼痛

主要是肌肉疼痛，而不是关节或骨骼的疼痛。疼痛的部位也不会有红肿或发热的现象。

疼痛多发于夜间

最大的特点就是晚上宝宝觉得疼痛更加厉害。这可能是由于宝宝白天活动量比较大，即使感到不舒服，也可能因为专注于其他事物而没有感觉到明显的疼痛。夜间会感到不适，甚至难以忍受。

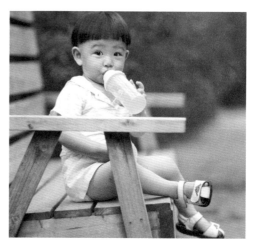

生长痛的原因

生长性疼痛大多是因儿童活动量相对较大、长骨生长较快、与局部肌肉和筋腱的生长发育不协调等而导致的生理性疼痛。

需要带宝宝去医院的情况

当宝宝出现严重的疼痛；肢体肿胀，通过积极的措施(包括休息、冷敷、抬高肢体等)没有减轻或在24小时后加重；伴有发热；在痛处的肌肉摸到肿块；出现跛行；疼痛的肢体皮肤发红，皮温增高；尿色变深，特别是运动后出现以上情况需及时就医。

生长痛的诊断需谨慎

注意对生长性疼痛的诊断要非常谨慎，最好到医院由医生综合判断，不要把其他器质性或感染性疾病（佝偻病、关节炎等）误诊为生长性疼痛。对长期肢体膝关节疼痛患儿，应该排除风湿性或类风湿性关节炎；对有发热患儿，要排除化脓性或感染性疾病；对近期有外伤患儿，还需要拍 X 光片明确是否有骨关节疾病。

生长痛的护理方法

生长性疼痛属于肌肉性疼痛，一般不需要特殊治疗。疼痛发作时最有效的处理方法是转移宝宝的注意力，为宝宝作局部按摩、热敷，帮助减轻疼痛程度，使宝宝的心理得到关怀和安全感，同时减少剧烈运动，合理饮食，加强营养。

及时休息

经过适当的休息、锻炼、按摩及对症治疗，小儿生长性疼痛会很快消失，不会产生任何后遗症，也不会影响儿童的生长发育。

生长痛的预防

对于正处于生长发育的宝宝来说，均衡的饮食非常重要，包括获得充足的优质蛋白质，钙、铁、锌等矿物质和维生素等。

如果想要获得充足的钙，在没有禁忌的情况下，每天最好摄入 400~600 毫升的奶制品，还要注意摄入绿叶蔬菜、海带等，以及优质蛋白质，比如肉类、鱼虾、蛋类、豆腐等。

维生素 C 有利于合成胶原蛋白，饮食上安排一些含维生素 C 丰富的蔬菜和水果，比如青菜、菠菜、柑橘、柚子、猕猴桃等。

是不是春季生长痛最严重

虽然春天是公认的长个子的季节，但生长痛却与季节无关。生长痛在一年四季中均可出现，并没有出现某个季节发病特别普遍的情况。

如果发现宝宝在春夏两季容易出现生长痛，可能与这个季节宝宝在外活动过多有关。如果宝宝在冬季依然保持着较高的运动强度，生长痛同样容易发生。

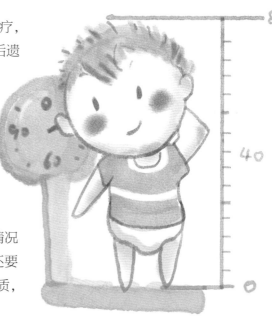

中耳炎

幼儿感冒后很容易发生耳部感染，因为咽鼓管连接着耳和咽喉，宝宝的咽鼓管非常狭窄，感冒后很容易堵塞而发炎，产生的液体积聚在鼓膜后可引起细菌繁殖。中耳炎的高发年龄在 6 个月到 2 岁，一般感冒第三天前后是中耳炎的高发时期。

患中耳炎的原因

经常为宝宝清理耳朵，且清理用具不消毒。

掏耳朵时宝宝不配合地扭动身体，导致用具误伤宝宝耳膜，诱发中耳炎。

乱捏鼻子会使鼻腔中的分泌物、细菌通过耳咽管进入中耳，引起中耳炎。

感冒后炎症容易波及呼吸道，病原体经过咽鼓管逆行累及中耳，引起中耳炎。

中耳炎的护理方法

解热镇痛药物比如对乙酰氨基酚或布洛芬可以退热和缓解耳痛。用冰袋或冷的湿毛巾敷在耳郭上大约 20 分钟，可以在止疼药起效前起到很好的止疼效果，但有的宝宝会感觉热敷更舒服些，因此，要因人而异。

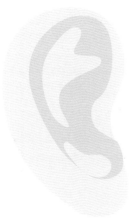

如果中耳炎导致鼓膜穿孔，会有脓或浑浊的液体从耳朵里流出而且疼痛突然减轻。遇到这种问题时，家长不要过于恐慌。擦掉流出来的液体，不要用棉球堵住耳朵，因为流不出去的脓会让宝宝感觉不舒服，甚至引起耳道的感染，此时应该及时就医，在医生指导下应用抗生素控制感染。

需要带宝宝去医院的情况

当宝宝出现揪拽耳朵，特别容易在平躺或喂奶时哭闹，食欲减退；发热，烦躁易怒，头痛；有液体（清亮的、黄色的脓或血水）从耳朵里流出来，并伴有一些臭味时，一定要及时带宝宝去医院检查。

切勿强行在家给宝宝清理耳朵

宝宝柔弱的耳道不需要经常清理，只有在耳垢过多，可能堵塞耳道或变干变硬不能自行排出的时候，才需要清理。清理时先洗净双手，用湿布将宝宝外耳道（耳洞之外的部分）擦拭干净；用干净的棉花棒插入宝宝耳朵不超过 1 厘米处，轻轻旋转，即可吸干黏液、清除耳垢。

当宝宝不配合时，选择带宝宝去医院请耳鼻喉科医生帮助清理耳朵是更好、更妥当的方式。

髋关节发育不良

髋关节发育不良又称髋关节脱位，是儿童骨科常见的髋关节疾病，发病率在1.1‰~3.8‰。女孩比男孩更容易发生先天性髋关节发育不良，女孩的发病率占60%~80%，左侧约为右侧的2倍，双侧约占35%。

髋关节发育不良的原因

髋关节是一个"球窝"关节，各种各样的原因都能影响宝宝的髋关节发育。另外，臀位出生、在子宫内没有足够的活动空间、超过预产期时间较长出生，或者家族其他成员有髋关节发育病史的宝宝都容易出现髋关节发育问题。但是，很多宝宝髋关节脱位的病因并不是很清楚。

怎样判断髋关节发育不良

因患儿年龄、脱位程度、单侧或双侧发病等不同，临床表现可有不同，主要表现如下：

自我判断。臀纹、大腿纹不对称；一侧腿看起来比另一侧稍短，给宝宝更换尿布时，发现一边的髋关节不如另一边伸展得开；双侧脱位患儿会阴部变宽；单侧脱位患儿下肢不等长，行走时跛行步态。

骨科医师诊断。骨科医师会帮宝宝做特殊的体格检查一般可以诊断，也可通过B超、X线片、CT、MRI助诊。

需要带宝宝去医院的情况

熟悉宝宝的正常生长发育顺序，坐、爬、立、走，发现落后就要注意。臀部皮纹不对称，或者两腿不等长、走路不稳、左右摇晃等应尽快去医院。

捋腿和捆腿都是错误的

在新生儿期给患儿捋腿和捆腿的"蜡烛包"襁褓方式是错误的，可能会使髋关节发育不良的发病率增加10倍以上。

髋关节发育不良的护理方法

一般6个月以下的婴儿治疗比较简单，双下肢保持高度外展位渐可复位，用梯形尿枕、蛙式位夹板等保持3~4个月，多数可治愈。1岁半以下的患儿可采用保守疗法，用蛙式位石膏或支架固定2~4个月，再换用外展位支架石膏或支架固定4个月。2岁以上宝宝应该积极到正规医院骨科就诊，以免耽误病情。

另外，正处于生长发育阶段的宝宝，需要合理安排其饮食，以便获得充足的营养，来满足宝宝发育的需要。

小儿阑尾炎

阑尾是细长弯曲的盲管，在腹部的右下方，位于盲肠与回肠之间，它的根部连于盲肠的后内侧壁，远端游离并闭锁。阑尾尖端因人而异，可指向各个方向。阑尾是回肠与盲肠交界处的一条蚯蚓状突起，有时会发炎，就叫阑尾炎。人们往往把阑尾炎又叫盲肠炎，其实阑尾与盲肠是两种不同的生理器官，阑尾紧挨着盲肠。

小儿阑尾炎的原因

目前，引起小儿急性阑尾炎的原因仍不明确，主要是细菌感染、血流障碍及神经反射等因素相互作用、影响的结果。

细菌感染

细菌经损伤的黏膜及血循环到达阑尾，引起急性炎症，比如上呼吸道感染、扁桃体炎等，使阑尾壁反应性肥厚，血流受阻，成为阑尾炎的诱因。

神经反射

小儿受凉、腹泻、胃肠道功能紊乱等原因引起肠道内细菌侵入阑尾，引起阑尾发炎。

阑尾腔梗阻

粪石、异物（果核、蛔虫）、阑尾扭曲、管腔瘢痕狭窄等阑尾腔梗阻，使分泌物滞留导致腔内压力增高，阑尾壁血流循环障碍，导致细菌侵入、繁殖，这也是引发急性阑尾炎的较常见原因。

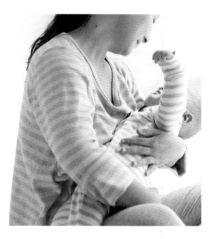

小儿阑尾炎的护理方法

宝宝患病之后通常会对日常生活造成极大的影响，妈妈要及时为宝宝做好护理。

及时为宝宝测量体温，掌握宝宝体温的升降情况。

按照医嘱及时给宝宝用药。

不要把屋子关得严严实实，应开窗通风，保持空气流通。

别给宝宝吃油腻的食物，肥肉、炸鸡等增加肠胃负担。也不要给宝宝吃刺激性食物，辣椒、胡椒等刺激宝宝肠胃。

不要让宝宝做过量运动，否则容易引起宝宝身体不适。

> ### 需要带宝宝去医院的情况
>
> 小儿阑尾炎是常见的急腹症，发病率较成人低，症状较不明显，但容易发生穿孔、坏死、腹膜炎等病症，应及时治疗，否则会对宝宝身体健康造成危害。
>
> 宝宝患阑尾炎时表现为腹痛、发热、呕吐等，应及时就诊或留院观察。

小儿肠梗阻

一般是由肠管内或肠管外的病变引起肠内容物通过障碍，称作肠梗阻，多发于小婴儿。

小儿肠梗阻的症状

宝宝发生肠梗阻之后，因为肠内物质堵塞、肠管蠕动紊乱，宝宝会出现腹痛、腹胀、呕吐或肛门停止排便等症状。如果症状严重，宝宝会有脱水、精神萎靡、烦躁、发热或嗜睡的表现。

小儿肠梗阻的原因

引起肠梗阻的原因主要有两种。

一种是机械性肠梗阻，是由于肠狭窄、肠套叠、肠扭转、肠肿瘤等原因造成的。

另一种是功能性肠梗阻，是由于重症肺炎、消化不良、肠道感染、腹膜炎及败血症等引起的肠麻痹所致。

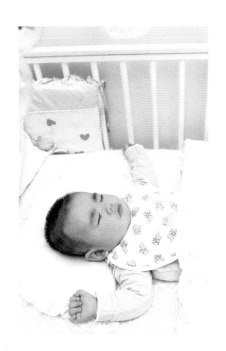

小儿肠梗阻的护理方法

由于小儿肠梗阻发病原因不同，因而治疗措施也有所不同。

在治疗期间，家长应该帮助宝宝做好相关护理，加强营养补充，以缓解疾病给宝宝身体带来的不适。

需要注意的是，发生小儿肠梗阻后，不要盲目喂食，宝宝首先要禁食、水，以减轻腹胀，体位选半卧位，严密观察病情变化，在医生指导下进行护理治疗。

注意宝宝的保暖，不要着凉感冒。

需要带宝宝去医院的情况

无论何种肠梗阻，都不能给患儿喂水或吃东西，并注意观察腹疼情况、呕吐及排便排气情况。如果宝宝腹疼剧烈或腹胀逐渐加重，或有烦躁、脉搏跳动加快、精神萎靡、发热等现象时，说明病情加重，应及时送医院诊疗。

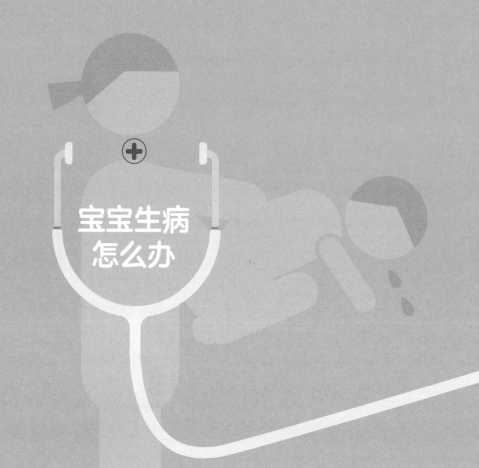

宝宝生病
怎么办

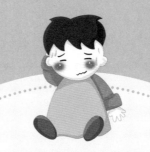

第四章
意外防护与急救

　　生活之中，处处可能存在着意外伤害，比如跌倒、误饮、误食、溺水、烫伤、触电等。这些成人经常会碰到的意外伤害，同样也威胁着宝宝的安全，而且宝宝发生意外的风险往往比成人高。有医院研究提示，因意外伤害住院的男孩多于女孩，年龄多为1~4岁。意外伤害的主要类型是创伤，尤其是跌落最为常见。为了让意外伤害远离宝宝，每一位父母在增强安全意识的同时，还需要学习相关的意外防护与急救知识。

划伤、割伤

因为宝宝缺乏生活经验，缺少对危险因素的辨别能力，所以小儿外伤极为常见。家长在宝宝出现外伤的情况下，不用慌张，掌握一定的急救知识，可以有效防止宝宝伤口出血过多、延误就医等情况发生。

划伤、割伤的急救方式

宝宝手部易被锐器割伤，对于小而浅的伤口首先进行止血，可将小儿患侧手部举高，并捏住手指根部两侧，使出血止住。

小伤口可用自来水、瓶装水或无菌生理盐水清洗。为防止感染，可在伤口上涂抹一层抗生素软膏。伤口较大需要去医院处理。

平时在日常生活中，应注意卫生，伤口处禁止沾水，防止出现感染症状，同时出现其他症状及时就医，避免造成严重影响。

小儿手指被切断是比较严重的情况，此时爸爸妈妈不要惊慌，应立即将断的手指保存在消毒的容器中。路远或天气炎热时，最好将断指置于冰壶中并立即送往医院，可争取再植手术成功。

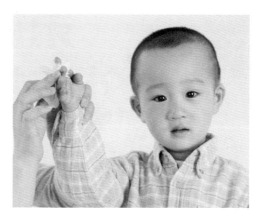

碰伤、擦伤如何处理

宝宝在家也可能发生碰伤、擦伤的情况，此时该如何处理呢？

若浅表创伤导致小静脉和毛细血管出血，血出得很慢，出血量不多，可以用干净的毛巾或消毒纱布盖在创口上，再用绷带或布带扎紧，并将出血部位抬高，可以止血。当深部受损伤引起大血管出血，血出得很快，出血量又很多，应马上施行指压法，即迅速用手指将受伤的血管向邻近的骨头上压迫，压迫点一般靠心脏的一端。

四肢部位的大出血，也可用橡皮管、橡皮带充当止血带，或用布条环扎肢体，拉紧后止血。注意每隔半小时放松一两分钟，以免影响血液循环。

怎么预防划伤、割伤

不要给宝宝玩弄刀片、小刀等。刀、剪等要妥善收藏，以防锐利器械误伤。

家庭内家具、墙角凸出部位应做好安全防护措施。门窗、楼梯口装防护木栅栏。

对较大儿童应进行交通安全教育，不要乱穿马路。小儿搭坐成人自行车，应在钢圈外备防护罩。

需要带宝宝去医院的情况

如果宝宝号啕大哭，在父母怀里不停挣扎，使得无法看清伤口，应该立刻去医院，因为伤口中可能混进了碎片或者玻璃之类的杂物。同时，如果出现以下任何一种情况，必须在 6 小时之内找医生诊断：

伤口长达 5 厘米以上；

面部划伤（除非伤口非常浅，而且长度不超过 2 厘米）；

关节划伤，伤口在运动中易开裂；

伤口深至脂肪层，神经细胞和肌腱也可能被损伤；

伤口出现缺损，轻轻拉住两侧的皮肤，如果伤口"咧开了嘴"，必须到医院请医生诊断是否需要接受缝针或绑蝴蝶绷带。

需要注意的是，若伤口大而深，有可能被破伤风杆菌感染，此时必须及时带宝宝去医院作局部清创处理，并立即注射预防破伤风的针剂。

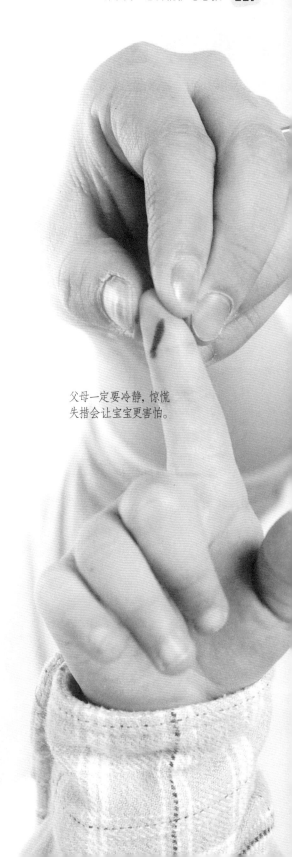

父母一定要冷静，惊慌失措会让宝宝更害怕。

跌倒扭伤

跌倒也是宝宝经常会遇到的事，可能有些家长不以为然，觉得小宝宝走路不稳，跌倒是正常的，爬起来再跑，慢慢长大就好了。其实，全世界范围内都存在跌倒致死亡的案例，家长们要引起足够重视。

跌倒扭伤其实很危险

跌倒在儿童成长过程中经常发生，一般不造成伤害。但反复发生有时会使儿童受伤，跌倒已成为儿童伤害的主要原因，是导致儿童发生非致命伤害和残疾的首要原因，成为儿童伤害领域的重点问题之一。高发生率和致残率造成巨大的疾病负担和社会经济负担。因此，积极预防儿童跌倒是降低儿童伤害的重要内容。

宝宝跌倒扭伤的原因

眼睛：宝宝可能视力有问题或者患眼疾。

环境原因：光线不足、地面湿滑或者不平、门槛过高以及没有扶手装置、通道内有障碍物。

个人原因：宝宝穿着过大、过长的鞋子、裤子；从椅子上跳下来、去高处取物、注意力不集中；身体缺维生素 D、钙等营养物质。

跌倒扭伤的紧急处理方法

当宝宝摔在地上时，不要着急迅速抱起，避免加重伤情。

如果宝宝摔倒后立刻大声哭喊，哭声有力，唤名说话有反应，可能问题不大。

宝宝跌倒扭伤多发生在手腕、踝关节等部位，发生后皮肤青紫肿胀，局部压痛很明显，受伤的关节不能转动。首先，限制受伤关节的活动，特别是踝关节扭伤后，应将小腿垫高。其次，早期处理宜冷敷，24 小时后用热敷。一般 1~2 天后，家长可在患处进行按摩，促使血液加速循环，消退肿胀，有条件的还可进行理疗。

此外，发生扭伤后要注意关节韧带有无裂伤、骨折和关节脱位，幼儿容易发生桡骨头半脱位。当患儿疼痛难忍、患侧手臂不能动弹时，应去医院诊治。

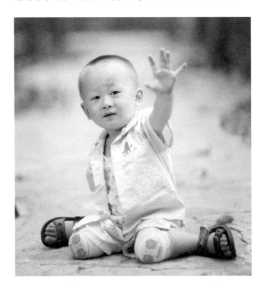

需要带宝宝去医院的情况

临床上也见到宝宝当时跌倒没有明显异常，几天后出现哭闹、呕吐等症状，到医院检查发现有颅内出血。因此，出现异常时建议去医院检查一下。

如果摔倒后有短时意识丧失，脸发白，哭声无力，身体发软，唤名说话反应不明显就需要立刻去医院，尽量不要耽误时间。

此外，宝宝摔倒后，家长要首先检查宝宝有没有外伤，包括皮肤、四肢、骨骼、关节和头颅。如果皮下有血肿，可以用毛巾冷敷，促进血管收缩，以减少出血。

如果皮肤有伤口，用干净纱布覆盖上，一定要先止血，保持伤口不要继续被污染，马上去医院。

如果关节活动受限或骨骼出现问题，一定要保持原来的姿势去医院就诊，千万不要自行处理。

跌倒到底扶不扶

大多数父母主张宝宝跌倒了不扶，鼓励宝宝自己站起来，还不许哭，这样宝宝才够勇敢，够坚强。

其实也要根据情况而定，如果跌得不重，估计宝宝完全可以站起来，父母可以在旁边看着宝宝；如果摔得比较重，尤其是头部着地，或从高处跌落，家长应立即过去查看情况。

当宝宝跌倒的时候，父母可以让宝宝尽情地哭泣，哭是宝宝宣泄情绪的方式。父母可以去安慰宝宝，但要让宝宝自己想办法解决，这样宝宝才会知道自己的力量。不然宝宝容易形成依赖心理，忽视自己的能力，导致在成长的过程中不会运用自己的能力解决问题。

如果宝宝摔倒后没哭没闹，当家长看时才准备要哭，此时可以不扶，让他自己起。

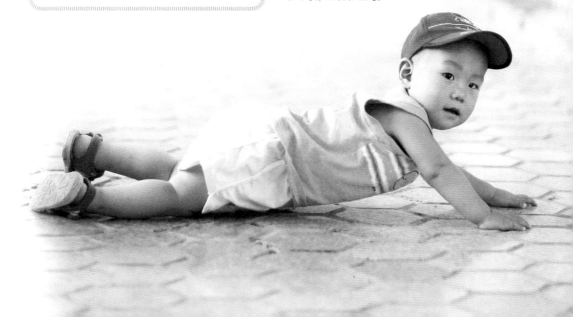

脱臼与骨折

关节受到外来的强力撞击，就会发生脱臼，婴儿最常发生的是先天性骨关节脱臼。如果宝宝感到剧烈疼痛，局部变形，很可能就是骨折。

脱臼与骨折的特征

骨折

宝宝受伤后面色苍白，出冷汗，触摸受伤部位或宝宝活动时疼痛严重。

局部明显肿胀或有外形改变，宝宝哭闹不止。

受伤部位有骨擦音。

脱臼

脱臼常发生在下颌、肩、肘、髋关节等部位。一般都是牵拉不当、外伤或较强的暴力导致的。

脱臼后患处出现肿胀、疼痛及活动功能受限。

脱臼的部位，因肢体形态位置变化移动，宝宝可出现肢体缩短或延长，关节处明显畸形。

脱臼与骨折的急救方法

骨折

如果是宝宝的手或脚骨折，应及时加以固定，用尺、木棒、厚纸板、筷子、木板作为夹板。如果是手，可固定在身上，然后送往医院。同时，在骨折部位，可把冰袋放在夹板里，进行冷敷止痛。

脱臼

要马上用三角巾固定患部，然后送往医院，经医生复位后患部会逐渐愈合。脱臼虽然没有后遗症，但容易变成习惯性脱臼使活动受限，也不能进行多数体育活动，这对活泼好动的宝宝来讲，实在是一个不好的消息。

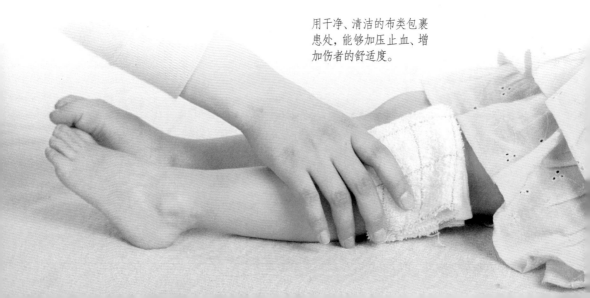

用干净、清洁的布类包裹患处，能够加压止血、增加伤者的舒适度。

需要带宝宝去医院的情况

跌伤后如果宝宝出现明显的肢体活动障碍及疼痛，应警惕有无四肢骨折、脱臼，最好及时送医院检查。护送途中应尽可能让患肢相对固定，以控制病情发展和减轻疼痛。

有时连家长也无法断定宝宝跌伤后是否骨折。如果有下列情况，要先送医院急救治疗。

宝宝痛哭，表现出剧痛感觉；

患部突起，形状改变；

某些部位好像不能动；

内出血引起肿胀，肿得发紫。

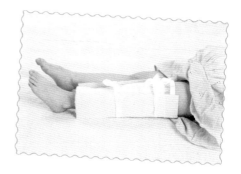

需要注意的是，如果伤口正在流血，请先对伤口进行加压止血并覆盖敷料再进行固定；在进行夹板固定时，切勿矫正弯曲或变形的受伤部位；如果骨折断端穿出皮肤，请用干净的敷料包裹住伤口，然后视情况需要进行夹板固定。

夹板固定的方法

夹板可以防止脱臼、骨折部位发生移动，一般需要等医生进行操作。但在一些紧急情况下，也需要家人为宝宝进行简单的处理。

步骤如下：

步骤一：找可以弯曲同时又能提供良好支撑的东西做夹板，比如较厚的杂志。夹板最好能超出受伤部位，并且能够支撑伤口上方和下方的关节。

步骤二：将夹板绑定到受伤部位，以支撑受伤区域。用胶带、纱布或布条固定夹板。注意夹板和受伤部位之间应该能够插入几根手指，不要将夹板绑得太紧，否则会加重疼痛。如果您需要使用很硬的东西充当夹板，可以的话，尽量在夹板内垫一些柔软的布料，以增加伤者的舒适度。

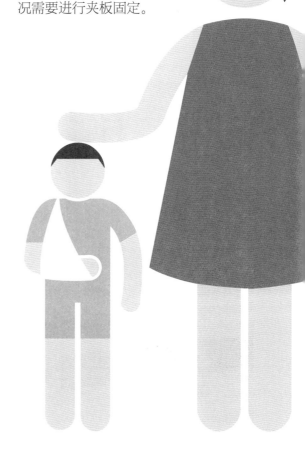

坠床

宝宝到了会爬、会走的时候，很容易出现坠床的情况。随着宝宝逐渐长大，睡觉也是越来越不老实，会来回的滚动，这样很容易出现坠床的危险。

如何预防坠床发生

不抱侥幸心理

家长首先要端正思想，多留心，多警惕，别存侥幸心理，多关注宝宝的状况。

安装护栏

护栏不能保证 100% 安全，但对睡觉的宝宝能起到预防坠床的作用。床栏的插销安装在宝宝够不着的地方，避免宝宝在玩耍时无意将插销打开而坠床。

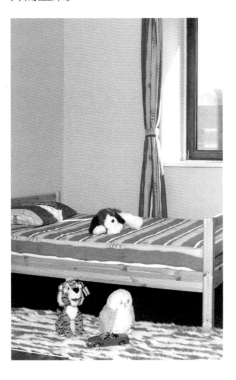

床要低一点

床要稳当牢固，高度最好小于 50 厘米，这样即使掉下来，宝宝也不致摔得太重。可以在床边的地面上铺些具有缓冲作用的物品，比如海绵垫、棉垫、厚毛毯等，即便宝宝坠床了，也不会出现严重损伤。

床上不放置危险品

宝宝的活动空间不能放置任何危险物品，尤其是床边和床上。

家长应全程看护宝宝玩

宝宝在大床上玩耍需在家长的看护下进行。如果家长有事需暂时离开，最好将宝宝移至地面，在家长的视线范围内，同时准备玩具让宝宝玩，不时地跟宝宝说话，给宝宝心理支持。这样家长既可以做家务，又可以锻炼宝宝独立。

需要带宝宝去医院的情况

头部有出血性外伤。

宝宝摔后没有哭，出现意识不够清醒、半昏迷嗜睡的情况。

在摔后两天内，又出现了反复性呕吐、睡眠多、精神差或剧烈哭闹。

摔后大哭，但肢体活动受限，关节肿胀，一碰就哭，或者头不能摇摆，不灵活。

头碰伤

宝宝跌伤时，若是头部着地，即使当时无任何症状，也要让宝宝休息，观察 48 小时无症状才算安全。如果家长没有引起足够的重视，没有掌握头部摔伤判断的基本常识，就可能觉察不到宝宝的异常反应，很可能掩盖宝宝的病情，留下隐患。

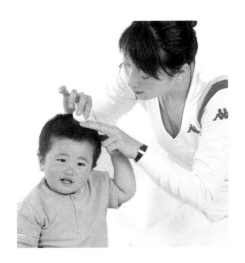

头碰伤的症状

宝宝头部着地跌倒或被硬物碰撞头颅，如果出现与平常不一样的变化，比如出奇地安静、呆滞而不愿动、反应迟钝或冷漠等，则可能有脑实质性损伤。

头碰伤的急救方法

1. 如果出现昏迷不醒、惊厥、呕吐不止等症状，建议及时拨打 120 根据指示处理并及时送医。

2. 如果宝宝呕吐时，一定要侧躺，以防呕吐物堵塞气管。

3. 如果摔伤出血，先用干净的干毛巾按住伤口止血。

一定要注意事后观察。

1. 如果摔伤较重，注意观察情况，避免过度运动，观察睡觉情况。

2. 如果当时没什么严重情况，但过后宝宝全身无力、发呆、脸色不好、经常呕吐时，需要马上带宝宝到医院神经外科进行检查。

需要带宝宝去医院的情况

当宝宝跌倒头部着地时，家长需要特别留意以下几个方面。

宝宝的精神状态。如果宝宝出现精神不振、反应迟钝，或烦躁不安、丧失意识需立即就医。

是否有呕吐症状。如果是哭闹引起的呕吐，不伴有精神意识的改变，不用过度担心。如果是频繁的喷射性呕吐，则需立即送医院检查治疗。

是否有剧烈的头痛。婴幼儿不会表述疼痛，可能表现为哭闹、烦躁、易激怒。持续不缓解时应该立即就医。

如果宝宝出现某一侧肢体活动不灵、呕吐等症状，可能是头颅外伤的严重表现，须立即送医院急诊检查，切莫拖延，否则可能有生命危险。

鼻出血

宝宝鼻黏膜血管丰富，在鼻部外伤以及打喷嚏时，都可使曲张的血管破裂而出血。

宝宝鼻出血的原因

创伤

挖鼻孔、将其他东西插入鼻腔或者重击鼻子均可能导致鼻子出血。另外，撞击引起的创伤也能引起宝宝鼻出血。

刺激和环境湿度

如果宝宝的房间非常干燥，就更容易发生鼻出血；如果宝宝经常接触有毒的烟雾，也可能引起鼻出血。患任何慢性疾病，吸氧或服用其他药物的儿童的鼻黏膜可能很干燥，有时会发生出血。

鼻出血的急救方法

发生鼻出血时，宝宝大哭、用力揉擦鼻子等均会加重出血。应立即将宝宝抱起，半卧着，大点的宝宝可直立或直坐着，不要低头或后仰。少量出血压住出血一侧的鼻翼即可，如果大量出血可采取以下措施：

弄清楚是哪侧鼻腔出血，用消毒棉球蘸1%的麻黄碱或0.5%的肾上腺素塞进出血侧鼻腔。再用手捏紧两侧鼻翼，让宝宝用口呼吸，数分钟即可止血。

用冷毛巾或用毛巾包冰块放在前额部，双脚浸入热水中，有利于止血。

需要带宝宝去医院的情况

当用以下急救方法为宝宝止血，血依旧止不住时，需要立即去医院做进一步的检查，看是不是因为宝宝患有全身性疾病。

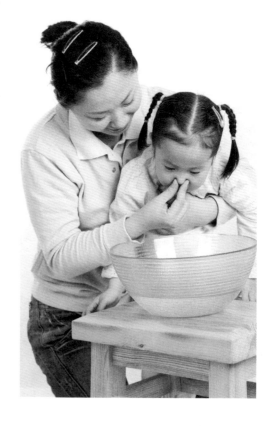

鱼刺卡喉咙

鱼肉中富含宝宝成长所需的 DHA、蛋白质、钙等多种营养物质，是助力宝宝健康成长的良好食材。但鱼肉中有刺，给宝宝吃时应多加注意，以防被鱼刺卡喉咙。如果不小心卡了，家长也不要慌张，按以下方法急救即可。

鱼刺卡喉咙的急救方法

首先，家长需要保持镇定，不要呵斥宝宝，尽量安抚他，避免宝宝哭闹，防止刺脱落后误入气道。

其次，应当停止给宝宝继续吃东西或饮水，以防刺越刺越深，引起更严重的症状。

最后，家长用勺子的手柄去压宝宝舌头前面，用手电筒照射口咽部。如果发现了鱼刺，可以用镊子将鱼刺取出来。如果无法自行处理，请及时就医。一般是急诊或者耳鼻喉科就诊。

此外，还应当注意事后观察。鱼刺夹出后的 2~3 天内需要注意观察，如果宝宝还有咽喉痛，进食不正常或流口水等表现，一定要带宝宝到正规医院的耳鼻喉科做检查，看是否有残留异物。

鱼刺卡喉咙的预防

家长给宝宝吃鱼时一定要剔除干净鱼刺，也可以选择鱼刺较少的鱼，比如鳕鱼、三文鱼。

教宝宝养成细嚼慢咽的好习惯，尤其是在吃鱼时，一定要仔细，一小口一小口地吃，不要一口吃一大块。

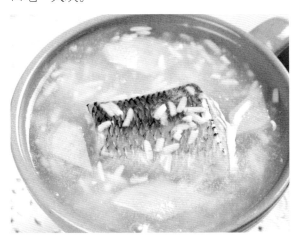

需要带宝宝去医院的情况

如果鱼刺比较小，扎入比较浅时，可让宝宝做呕吐或咳嗽动作，或用力做几次"哈哈"的发音动作，利用气管冲出来的气流将鱼刺带出。

但如果宝宝不配合家长无法操作，或者鱼刺位置卡得较深或已经看不见了，必须尽快就医。

误吞异物

嘴是婴幼儿最喜欢用的探索工具，一旦抓到什么东西，不管能不能吃，有没有毒，总喜欢往小嘴里塞。一不留神，误食、误吸的意外就发生了。因此，家长除了要更加小心呵护宝宝外，还需要掌握一些家庭急救措施。

误吞异物的种类

固体异物

宝宝常常喜欢把随手拿到的硬币、纽扣、戒指、笔帽、核桃等异物放进嘴里玩弄。这可能会不小心吞入胃肠道或滞留在食道，即胃肠道异物或食道异物。

误服药物或毒物

宝宝可能会发生误食有毒物，比如老鼠药、杀虫剂或被农药污染的食品；或吃药时搞错了药物剂量，超量服药，误食成人使用的药品；或吃了毒蘑菇、霉变甘蔗等发生食物中毒。

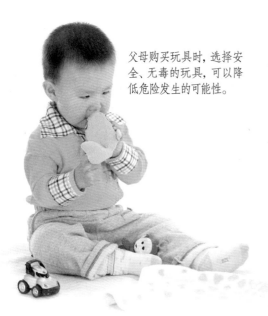

父母购买玩具时，选择安全、无毒的玩具，可以降低危险发生的可能性。

需要带宝宝去医院的情况

如果异物体积较小，一般不出现特别症状，不需治疗，1~2 天内异物会随大便排出。

如果不断咳嗽但是能勉强呼吸，要马上送医院急救。

如果吃下去的东西吐不出来，堵到气管里，引起窒息或剧烈的咳嗽，需要马上送医院急救。如果吞食了纽扣、电池或尖锐物品（图钉、别针），别让宝宝吐，马上送医院。

如果喝了清洁剂、消毒水等强酸或强碱性的物质，不要喝东西，能吐出来就吐出来，不能的话也不强迫宝宝，然后马上送医院。

如果误服药物或毒物，在送医院之前，家长先用手指刺激宝宝的咽喉部，使滞留在胃内的毒物尽快呕吐出来，减少毒物的吸收。宝宝会有恶心、抽搐、痉挛等症状，应立即送医院进行抢救，并带上毒物或药物的包装，以便鉴定毒物的性质，有针对性地进行解毒治疗。

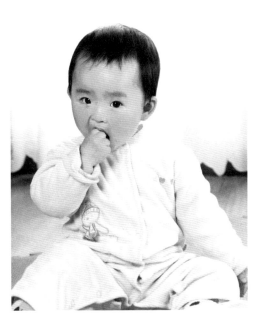

误吞异物的急救方法

如果异物卡到喉咙引起窒息，应马上采取紧急自救法：

把宝宝倒拎起来，猛拍宝宝后背双肩胛骨处。

双手从后面搂住宝宝腰部，用一只手握拳，拇指顶在上腹部剑突位，另一只手手掌用力迅速挤压，重复上述动作。

如果宝宝吞食了异物，要马上确认吃了什么。如果发生窒息，要马上帮宝宝抠出来。

如果吞食了染发剂、香水、香烟等，让宝宝马上吃母乳或奶粉，以稀释后吐出来。

误吞异物的预防

固体异物的预防

不要让宝宝玩体积过小，容易含入嘴巴的小件物品；不要让宝宝吃带骨头或硬壳的食物；家中的小物品，比如硬币、玻璃球、纽扣、小玩具等，要妥善收藏；一些小而坚硬的食品，比如花生、核桃等干果类食品，也不要随意放置。

误服药物或毒物的预防

药品放在宝宝拿不到的地方；宝宝服药时严格根据说明书和医嘱使用；毒老鼠的药应投放在宝宝不能触及处并看管好宝宝；注意食品安全，不食用毒蘑菇、霉变甘蔗及来路不明的食物。

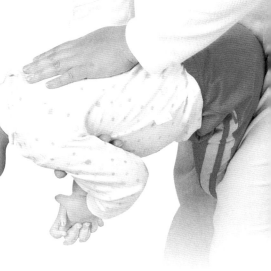

如果宝宝被异物卡到喉咙，应该马上采取紧急自救法，把宝宝倒拎起来，猛拍宝宝后背双肩胛骨处。

呼吸道进异物

如果呼吸道内进了异物，宝宝首先会咳嗽，可能会咳嗽出血，同时也可能出现憋气、呼吸困难、气喘、口唇青紫等症状。

易误入气管的物品

食物类：花生、瓜子、豆类、果冻、葡萄等。

日用品类：针、玻璃珠等。

矿物类：煤渣、石子等。

玩具类：玩具零件、玩具绒毛等。

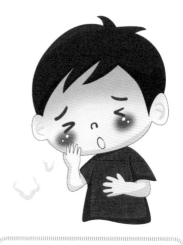

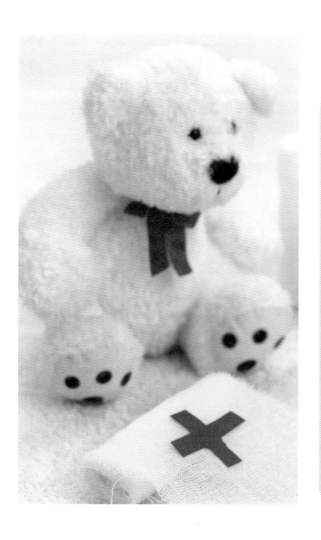

需要带宝宝去医院的情况

如果宝宝出现声音嘶哑、呼吸困难、口唇青紫等症状，说明异物已进入喉部。马上一只手拎起宝宝的两脚，另一只手拍打宝宝的背部，让他吐出来。如果吐不出来，赶紧送医院。

如果只是阵发性咳嗽、呼吸不畅，同时有发热、多痰等症状的，可能是异物进入了气管。让宝宝安静，不要哭闹，不要用手去掏，宝宝咳嗽时更不要拍打，及时送医院检查。如果宝宝已窒息，需立即拨打120。

眼、耳、鼻进异物

在生活中宝宝的眼睛、耳朵、鼻子难免会钻进异物，比如，小珠子、飞虫、小豆子等。

耳朵、鼻子进异物立即就医

如果宝宝的耳朵或鼻子进了小珠子、小豆子或其他小东西时，一定不要用手或掏耳勺硬掏，马上去医院挂耳鼻喉科就诊。如果耳朵、鼻子里进了小虫子，不要擅自处理，没有经验很难将虫子引诱出来，马上去医院做专业的处理。

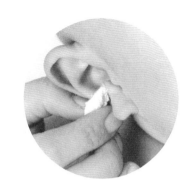

眼进异物急救方法

异物进入眼睛看似是一件小事情，如果没有及时治疗可能会导致结膜炎甚至角膜炎。此时，爸爸妈妈可按下列步骤进行处理：

步骤一：按住宝宝双手。宝宝因眼睛遭异物入侵会产生不适感，难免会用手去揉眼睛，这可能伤害到眼睛。因此，当怀疑宝宝因眼睛有"脏东西"而去揉眼时，首先要按住宝宝双手，阻止他去揉眼睛。

步骤二：准备清水、汤匙。迅速备好干净的清水，用汤匙盛水来冲洗眼睛。

步骤三：向受伤的一侧倾斜。将宝宝的头部倾向受伤眼睛的那一面，比如左眼受伤则向左面倾斜，慢慢用清水冲洗受伤的眼睛约5分钟。

步骤四：让宝宝闭起眼睛。待不适感稍稍缓和，可试着闭起眼睛，让异物随泪水自然流出。

步骤五：立即送医。如果家人很难自行判断异物是否已经取出，或对眼睛有无伤害，建议无论异物取出与否，都应立刻就医。

需要带宝宝去医院的情况

如果宝宝的眼睛里不小心进了小虫子或其他刺激物，不要揉，马上用清水冲洗。如果疼痛加剧或眼睛充血，应立即就医检查。

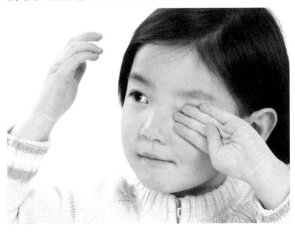

烧（烫）伤

其实在各种意外伤害中，宝宝烫伤的比例很大，意外烫伤是 0~14 岁城市儿童在家中发生意外伤害的主要原因之一。宝宝会爬、会走以后，开始对任何事物都抱着高度的好奇心，但这个时候的宝宝没有安全意识，容易引发烫伤。

烧（烫）伤不同程度的症状

Ⅰ度烫伤：干燥、疼痛、微肿而红，创面一般没有水疱。3~5 天愈合。

Ⅱ度烫伤：浅Ⅱ度烧伤局部红肿比较明显，有大小不等的水疱，它的肌底是红色，这种创面一般 1~2 周就能愈合。深Ⅱ度的创面局部比较肿胀，表皮去除之后，是红白相间的肌底，创面感觉有点迟钝，温度降低。

Ⅱ度以上的烫伤：此时烧（烫）伤伤及皮肤全层，甚至伤到了皮下组织及骨头，创面干燥、颜色苍白，呈焦炭状或者皮革样，无疼痛感。

烧（烫）伤的急救方法

家长急救措施到位会让宝宝留下伤痕的可能性大大降低，也会减轻宝宝的疼痛。

步骤一：立即用冷水（自来水即可）冲洗烧伤处，持续 10~15 分钟，以减轻水肿和疼痛。如果烫伤发生在不方便用凉水冲洗的部位，比如胸口、面部等，可以用几条冷水沾湿的毛巾轮流进行湿敷。

步骤二：轻轻地脱去宝宝被热水、热汤等浸透的衣服，或是用剪刀剪开覆盖在烫伤处的衣服、鞋袜等。如果衣物和皮肤黏在一起，先将未黏着的衣物剪去。黏着的部位去医院进行处理，不可用力拉或脱，以免扩大局部的创伤面积。

步骤三：对于轻度烫伤，冲洗之后可涂抹烫伤膏，可用磺胺嘧啶银等烧伤膏，不可随便涂抹其他东西，以免造成感染。

步骤四：如果伤面上出现小水疱，不要把水疱弄破，以免造成感染；如果水疱较大或水疱已破，最好到医院进行消毒处理。

需要带宝宝去医院的情况

当宝宝烧（烫）伤程度达到Ⅱ度及以上，需马上送医院救治。

烫伤后不疼的情况要引起重视，事实上，伤口不疼，反而说明伤得严重。由于沸水首先损伤的是皮肤表皮，再到皮肤中层，痛觉神经受损后会感觉不到疼痛。因此，如果感觉不疼，说明烫伤的程度很严重，已经损伤到深层组织，要及时带宝宝去医院处理。

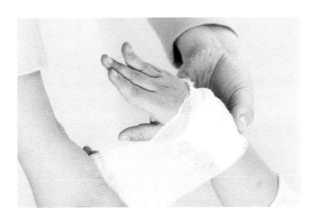

急救误区

一些家长在宝宝烧(烫)伤后可能会进入急救的误区,让宝宝的烧(烫)伤变得更严重。

烫伤后无法接触自来水

对于轻度烫伤的处理,最好的方式就是用流动的水冲洗、冷却,而不是不让接触水。

在伤口上涂牙膏、酱油

涂牙膏、酱油、紫药水等会增加伤口感染的机率和就医时的处理难度,还会影响医生对烧(烫)伤程度的观察和判断。

烧(烫)伤后起的水疱要挑破

挑破后相当于将封闭伤口变成开放性伤口,会增加细菌感染的概率。

是否应该挑破需要看情况而定:如果烫伤形成的水疱不太大,表皮没有破损,就不需要把它挑破。如果水疱过大,疼痛明显,蛋白有凝固的可能,就要用无菌针挑破水疱,挤出水疱内的水,然后再将水疱的皮覆盖在原来的皮肤上。

夏天烧(烫)伤后不能包扎

皮肤是人体最重要的屏障,皮肤一旦破损,细菌就很容易进入体内,导致感染。烫伤后用无菌敷料包扎,可起到保护作用。

宝宝能否喝水需遵医嘱

如果宝宝烫伤不严重,一般不会影响正常喝水,但建议是喝白开水。如果烫伤比较严重,是不是能够喝白开水需要听从医嘱。因为一些烫伤者早期很容易出现口渴,这个时候如果给宝宝大量饮水、矿泉水或饮料,可能引起脑水肿、肺水肿等并发症。

警惕家里的烫伤隐患

洗澡水

给宝宝洗澡时,如果先放热水后加冷水,一旦家长不留意或去准备放冷水,好动的宝宝就有可能不慎跌入盛有热水的盆中,导致烫伤。所以家长最好先放冷水再加热水。

热汤热水

吃饭时,把热汤、热粥、热菜放在宝宝够不到的地方,桌上最好不铺桌布,以防宝宝不小心拉动桌布,将桌上的热食倒在身上。热水壶等应放在宝宝碰不到的地方,厨房门要关好,以防宝宝溜进厨房碰到热锅造成烫伤。

猫狗咬伤

如今有宠物的家庭越来越多了，宝宝和猫狗接触的机会也渐渐多了起来，宝宝被猫狗咬伤、抓伤的风险也越来越大。尽管有些动物很温驯，但也不可大意，因为动物的行为不可控，爸爸妈妈更要照顾好宝宝。

猫狗咬伤的急救方法

至少使用肥皂水和流动清水彻底清洗伤口 15 分钟，然后用清水或生理盐水 (0.9% 的氯化钠溶液) 将伤口洗净。

清洗完毕，用干净棉球将伤口蘸干，加以碘伏或者酒精消毒。

被猫、狗咬伤后因为有一定概率感染狂犬病毒，所以在进行简单处理后，应及时前往医院进行咨询接种狂犬疫苗。

若伤口较深，应去医院进行正规清创处理，进行破伤风的预防。

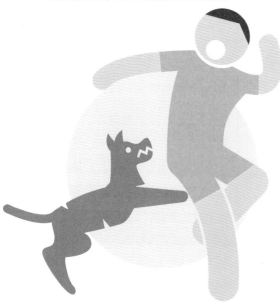

需要带宝宝去医院的情况

被猫狗咬伤后，建议到医院就诊并咨询是否需要注射狂犬疫苗或免疫球蛋白。医院伤口处理的步骤原则如下：

第一，用肥皂水或清水彻底冲洗伤口至少 15 分钟，然后用 2%~3% 碘酒涂擦伤口消毒。

第二，冲洗和消毒后，伤口处理应遵循"只要未伤及大血管，尽量不要缝合，也不应包扎"的原则。

第三，伤口较大或面部重伤影响面容时需缝合，做完清创消毒后，应先用动物源性抗血清或人源免疫球蛋白作伤口周围的浸润注射，数小时后(大于 2 小时)缝合和包扎。

第四，伤口深而大者应放置引流条，以利于伤口污染物及分泌物的排出。

第五，伤口较深、污染严重的患儿酌情进行抗破伤风处理和使用抗生素等以控制狂犬病以外的其他感染。

第六，狂犬病疫苗接种，原则上是越早越好，首次注射疫苗的最佳时间是被咬伤后的 48 小时内。

第七，被猫咬伤，除了打狂犬病疫苗，医生一般还会进行抗生素治疗。

猫狗咬伤的预防

很多宝宝天生都喜欢毛茸茸的动物，但不要让宝宝随意靠近陌生的流浪猫、流浪狗。毕竟它们长期在外面流浪，自身警惕性高，宝宝的某些行为可能会激怒它们，导致它们出现攻击性行为。如果想给它们投喂食物，最好是放到固定的位置，等猫、狗来吃。

不要在猫、狗吃东西、睡觉或者照顾幼崽时打扰它们，因为猫、狗有领地意识、护食、保护幼崽的天性，最好不要让宝宝在这种时刻去和它们玩。

宝宝和猫、狗玩的时候，爸爸妈妈一定要在身边进行监管，预防抓伤时不能及时处理，或者在快要抓伤时赶紧制止。

一定不要让宝宝主动攻击、恐吓，或者戏弄陌生的猫、狗。

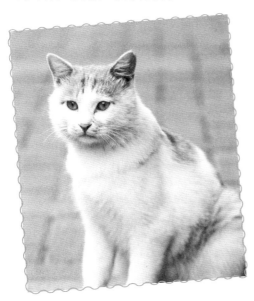

狂犬病病毒

《狂犬病预防控制技术指南》（2016版）提出狂犬病病毒在pH值为7.2~8.0时较为稳定，pH值超过8易被灭活。狂犬病病毒对脂溶剂（肥皂水、氯仿、丙酮等）、乙醇、过氧化氢、高锰酸钾、碘制剂以及季铵类化合物（如苯扎溴铵）等敏感。

宝宝与动物的"交友"原则

无论如何，要跟小动物保持距离，最亲密的接触只能用手轻抚干净的宠物。尽量不要让宝宝跟动物拥抱，被宠物舔脸，与宠物同睡。

告诉宝宝，不要随意靠近陌生的动物，不要拉扯它们的尾巴，不要随意将手指伸进宠物笼中，不要接触攻击性较强的宠物。善待动物，不要随意用棍棒打动物、追赶动物。

从正规途径购买宠物，按国家规定置办饲养的相关证件，定期接种动物疫苗，定期体检驱虫，注意家庭宠物卫生。动物食用的碗盘应该保持干净，并防止宝宝用手触摸。

触电

儿童触电是日常生活中比较常见的儿童意外伤害，儿童因触电而死亡的人数占儿童意外死亡总人数的 10.6%。由于儿童活泼好动，对这个世界充满了好奇，发生触电事故的概率更高。

宝宝触电的原因

宝宝因为好奇心强，多会因为玩弄电器、插座、开关、电线，无意接触不安全的电器设备导致触电，也偶有因雷雨时被雷电所击的现象。

触电的急救方法

1. 迅速使宝宝脱离电源，用干木棍将电线拨开，或用干木棍将宝宝拨开。

2. 电流小、接触时间短的，脱离电源后宝宝只感到心慌、头晕、四肢发麻，送医后要让他休息 1~2 个小时，要有人在旁边守护，观察他的呼吸、心跳，一般不至于发生生命危险。如果皮肤有灼伤，可敷消炎膏以防感染。

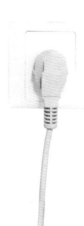

3. 时间长、电流较大、损害严重的，宝宝面色苍白或青紫，昏迷不醒，甚至心脏、呼吸停止，要立即拨打急救电话，并分秒必争地进行现场抢救，做口对口呼吸和心脏按压。

需要带宝宝去医院的情况

被电击可以引起皮肤严重烧伤和全身反应，其中表现为头晕、心慌、惊恐、面色苍白等。严重的还会昏迷，危及生命。一旦脱离电线的触电范围，应该立即把宝宝送到医院，在送医院或是等待救护车时，如果宝宝心跳停止，呼吸停止，一定要及时地做人工呼吸以及胸外心脏按压。

如何预防宝宝触电

在大多数父母印象中，"触电危险、不要随便乱动电器"这些都跟宝宝讲过，他们应该会提高警惕。而事实上，大多数宝宝并不清楚这些危险意味着什么，更不知道如何避免受伤。因此，家长应采取适当的防护措施以及有效的安全教育，来防止宝宝发生触电危险。

如何预防儿童触电？在教育的同时，更要考虑到儿童自我保护意识和能力尚不完全的特点，应从硬件设施上着手，消除用电安全隐患。

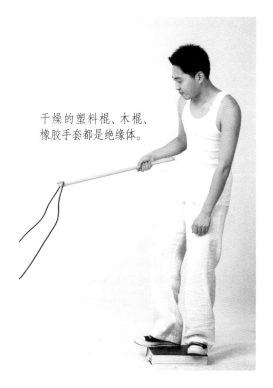

干燥的塑料棍、木棍、橡胶手套都是绝缘体。

减少儿童房内的电器

儿童房内的电器不宜多，尤其是年龄较小的儿童房内，电器更不宜多；应避免使用落地电器；防止儿童绊倒后发生触电事故。此外，在选购电动玩具时，要注意辨明生产厂家，注意电动玩具的设计和安全性。

经常检修家用电器

电灯或其他家用电器的电线如果受潮或破损，要及时检修或更换；为了保险，应将电源插头用绝缘胶布等固定。无论何种设计的电源插头、插座、充电器等均要置于儿童摸不到、够不着的地方。调试、维修电器时不要让儿童在现场，避免其模仿。

平时要加强教育

虽然宝宝可能不会听，但平时应加强教育，加强监管。打火机、电热器、充电手机等不要放在宝宝拿得到的地方，电源开关、插座不要让宝宝触摸。

选购带保险装置的插座

选购电源插座、接线板时，要尽量选择带有多重开关并带保险装置的，目前市场上已经有了带有防止儿童误触的相关产品。另外，电线的布置以隐蔽、简短为佳，床头灯的电线不宜过长，最好选用壁灯，减少使用电线。

导电物品收纳好

将铁丝、刀剪等可以导电的物品放到儿童不易抓取的地方；不要把毛巾、衣物等搭在电线上。

冬夏注意防护

冬天不要把电热器放在床前，以免衣被盖在上面引起失火。夏天也不要把电扇直接放在床前吹。

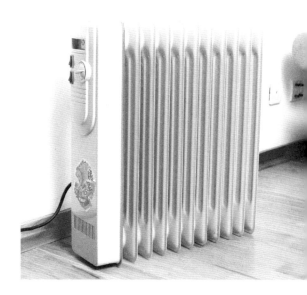

中暑

中暑是指长时间暴露在高温环境下，气温超过 34℃ 或者以上，引起人体体温调节功能紊乱，而导致的急性综合征。由于宝宝的抵抗力很弱，大脑尚未发育完善，在盛夏季节一旦护理不当就容易发生中暑。中暑对宝宝的损害极大，处理不及时会危及生命。

中暑的原因

夏日炎炎，宝宝在外面玩得脸蛋通红，满头大汗是常有的事，而且宝宝生性好动，喜欢到户外玩耍。家长需要注意以下几点原因，及时避免，防止宝宝中暑。

第一，环境气温过高；第二，给宝宝穿得太多，很多家长怕宝宝冻着，习惯给宝宝多穿衣服，导致保温过度。第三，宝宝没有及时补充水分，使体内缺水。第四，对于宝宝来说，活动量过大是很常见的原因。

中暑的急救方法

首先，将宝宝尽快远离温度比较高的环境，将其带至阴凉、干燥、通风的环境中，避免暑热继续侵袭人体。应该尽快将小孩的衣扣解开或者脱掉衣物，有利于降低机体温度。其次，宝宝中暑一般是长时间处在高温环境下饮水量较少导致的，此时应该为宝宝补充适量水分，比如凉白开、果汁等。最后，一定要持续监测体温，如果发热超过 39℃，应马上送医院。

中暑的预防

炎热的夏季，宝宝应避免长时间在烈日下直晒，要做好室内通风，宝宝的衣着要轻薄透气。

少量多次饮水或多吃些消暑清热的瓜果蔬菜，适量补充清淡盐水。

6 月龄以内的宝宝中暑多发生在寒冷季节，大多是由于过度保暖引起的。因此，室内温度要适宜，在 20℃ 左右即可，也不要给宝宝穿太多的衣服。

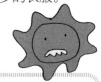

需要带宝宝去医院的情况

如果中暑情况不太严重，可以让宝宝躺在通风透气的床上，用凉毛巾敷在宝宝头部，为宝宝降温。

当宝宝出现面色潮红、大量出汗、皮肤灼热、四肢湿冷、面色苍白、血压下降、脉搏增快、意识不清醒，且引起发热，体温超过 39℃，应及时带宝宝到医院进行检查，并在医生的指导下服用一些解暑去热的药物。

溺水

游泳是消暑的好办法，但若缺乏家长或成人陪同者的良好监护，游泳对宝宝来说常会变成一件危险的事。

溺水的高危场所

可能在游泳池、水井、水渠以及池塘等地方家长会特别留意宝宝，其实家里也存在着隐患，尤其是对 4 岁以下的婴幼儿来讲更是如此。家里的马桶、水桶、澡盆、浴缸都可能是导致宝宝溺水的危险场所。另外，因为婴幼儿的头相对占身体比例大，使得他头重脚轻，容易失去平衡，一头栽倒后又没有力量能让自己从水桶或浴缸里把头抬起来，所以家长不能在这些场所中掉以轻心。

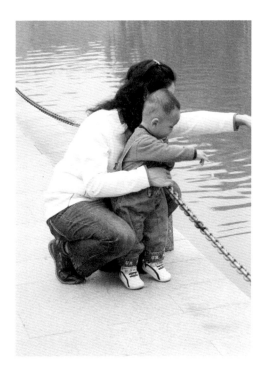

需要带宝宝去医院的情况

如果宝宝溺水后出现呛水、失去意识、昏迷、心跳脉搏停止等症状，请立即拨打 120 急救电话，并开始实施心肺复苏术。

需要注意的是，所有经过任何复苏措施的溺水患儿，包括意识清楚且心肺功能看似正常的，均需要送至医院进行评估与监护。

溺水的急救方法

一般溺水 2 分钟意识就会丧失，4~6 分钟后身体，尤其是大脑会遭受不可逆的伤害，仅仅几分钟就可能失去一条鲜活的生命。因此，把握溺水后的救命 4 分钟至关重要。

因为宝宝溺水并可能造成死亡的过程很短，所以应以最快的速度将其从水里救上岸。若宝宝溺入深水，抢救者宜从背部将其头部托起或从上面拉起其胸部，使其面部露出水面，然后将其拖上岸。施救者要保证自身安全，不要贸然下水。上岸后，及时拨打 120 向医生求助，若溺水者无心跳、呼吸，及时进行心肺复苏。

胸外按压

将溺水患儿仰卧，检查患儿反应和呼吸。如果神志不清，但有自主呼吸，将患儿置于侧卧位。如果宝宝没有呼吸心跳，请立刻开始心肺复苏，尽量在识别到患儿已经没有心跳呼吸后的 10 秒内开启胸外按压，胸外按压的频率为 100~120 次 / 分钟。胸外按压时患儿可能出现呕吐，应将患儿头转向一侧并用手指清除呕吐物，防止误吸进一步损伤肺部。

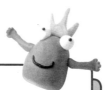

胸外按压操作方法

1. 选择胸外心脏按压部位：两乳头连线中点（胸骨中下 1/3 处），用左手掌根紧贴患者的胸部，两手重叠，左手五指翘起。

2. 胸外心脏按压方法：急救者两臂位于患者胸骨的正上方，双肘关节伸直，利用上身重量垂直下压。

3. 按压应平稳、规律，不能间断，按压至最低点时，应有一明显停顿，不能冲击式地猛压或跳跃式按压。

推荐按压频率为 100 次 / 分钟，按压深度为胸廓下陷达到前后径的 1/3，婴儿胸廓压缩应达 4 厘米，儿童应达 5 厘米。

人工呼吸

胸部按压后，并争取按 15∶2（单人在场施救）或者 30∶2（两人以上在场施救）的比例做人工呼吸，即每按压 15 次，给宝宝 2 次人工呼吸（或者每按压 30 次，给宝宝 2 次人工呼吸）。做人工呼吸时要确保呼吸道畅通，如果不通畅，则要清除口中的泥污和杂草等，直到自主循环恢复。

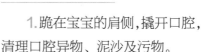

人工呼吸操作方法

1. 跪在宝宝的肩侧，撬开口腔，清理口腔异物、泥沙及污物。

2. 在保持患儿仰头抬颏前提下，一只手捏紧宝宝的鼻孔，深吸一大口气，迅速用力向宝宝口内吹气（婴幼儿可对着口鼻），然后放松鼻孔（或口唇）。照此每 5 秒钟反复一次，直到其恢复自主呼吸或专业抢救人员到来。

吹气的时间 1 秒钟，间隔的时间 1 秒钟，两次通气大概 4 秒钟完成。只要看到胸部或腹部有明显的起伏就可以了。需要注意的是在吹气的时候也要保持气管的通畅，千万不要一吹气又把下巴给压下去了，这样反而会造成气管的梗阻，或者是把气吹到胃里。

溺水不容易被发现，家长需留意

很多时候宝宝正在溺水的危险中挣扎难以呼吸，大人就在一旁却浑然不知。还有一种溺水更加隐匿，就是被泳池的排水管产生的巨大吸力吸住，溺水而亡，难以察觉。倘若能提前发现宝宝有溺水的迹象，或许就能挽救一条生命、一个家庭。溺水虽然很隐秘，但还是有一定的表现，父母需特别留意。

1. 头浸在水里，嘴在水平面上；

2. 眼睛空洞，眼神散乱；

3. 换气慌乱，断断续续；

4. 尝试翻转身体。

如果发现泳池中的宝宝出现上述任何一项迹象，请立即前去查看。如果是危险情况，立即拨打120，并进行急救（也可呼叫救生员做专业急救）。

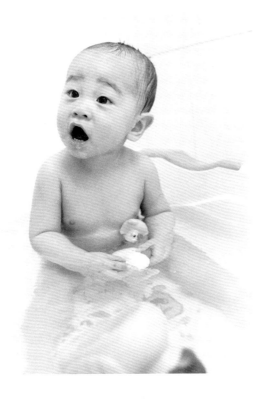

注意幼儿溺水高发地——家中

对于4岁以下的婴幼儿来说，还有个特别值得警惕的溺水高发区——家里。溺水不仅在超过宝宝身高的地方才会发生，5厘米深的水都可能让宝宝溺水！因此，在家中，需要做到以下几点。

马桶用完后要时刻记住盖上马桶盖。

水桶储水后记得加上盖子，或者不用桶盛水。

在给宝宝洗完澡之后，立刻把洗澡水倒掉。

假如发现宝宝在水槽边玩水，要立刻抱开，并好好教育。

如何预防溺水

普及儿童安全游泳知识。

尽早让儿童学会游泳。

开展游泳安全教育。提高家长对儿童的监护能力和采取应急措施的能力。同时要对宝宝进行自救和互救措施及能力的培训。

提高儿童自我保护意识。

加强安全防护设施。对室内外危险水源采取安全隔离措施。

儿童游泳要有组织地进行或由家长带领，不要让宝宝擅自行动。

蜜蜂蜇、蜱虫咬伤

宝宝在外出游玩的时候，爸爸妈妈不仅要注意出行安全，还要留心周围环境，不要让宝宝去杂草丛生的地方，防止被蜱虫咬伤，也要留意附近是否有蜜蜂、马蜂等动物的巢穴，以免宝宝被蜇咬。

蜱虫叮咬的危害

蜱虫叮咬时，会将螯肢及口下板同时刺入皮内，口器固定在皮肤上，惊吓时也不离开。蜱虫在吸血时可分泌性质不明的抗凝剂及毒性物质注入皮肤中。另外，蜱虫还是一些病毒、细菌的传播者，叮咬时可能感染被吸血者。

被蜱虫咬伤后的症状

皮肤反应

被蜱虫咬了可出现不同程度的皮肤炎症反应，症状较轻的宝宝，局部皮肤只会出现明显红斑，一般不伴瘙痒或疼痛。症状较严重的宝宝，被叮咬处可出现瘀斑，瘀点，其周围可伴有明显的水肿、红斑、水疱或结节，瘙痒症状较为严重时，局部可形成溃疡甚至坏死现象。

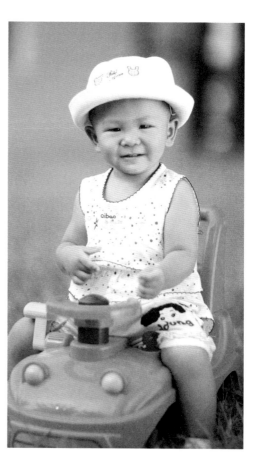

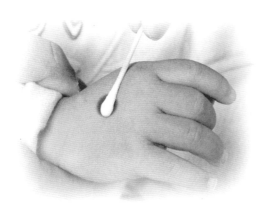

全身反应

如果被蜱虫携带的病毒感染，则会伴随有恶心、呕吐、腹痛、畏寒和发热等症状，甚至可能导致呼吸中枢受损。

蜜蜂蜇伤的危害

被蜜蜂蜇伤虽然不是特别罕见的一件事情，但是如果宝宝是过敏体质，或者被很多蜜蜂蜇伤，后果还是非常严重的。有时甚至会危及宝宝的生命，危害很大，需要引起爸爸妈妈注意。

蜜蜂蜇伤的症状

局部症状

伤口部位可出现疼痛、红肿、灼热的症状，也有一些宝宝会出现局部水疱、坏死，或者局部淋巴结肿大、压痛等症状。

全身症状

宝宝可能会出现头痛、发热、恶心、呕吐、无力、烦躁不安等症状。如果宝宝对蜜蜂的蜂毒过敏，患者可出现全身性荨麻疹、呼吸困难、喉头水肿、血压下降、意识模糊等症状。

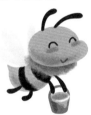

需要带宝宝去医院的情况

蜜蜂、蜱虫的叮咬只会引起局部皮肤的不适，但极少数时候也可能导致严重的过敏反应。宝宝被蜇、被咬后一定要密切观察，如果出现严重的红肿、皮疹、发热，甚至呼吸困难，要及时就医。

蜜蜂蜇、蜱虫咬伤的急救方法

蜜蜂叮咬

1. 立刻用边缘较钝（例如信用卡）的东西刮掉叮刺和毒囊液。

2. 用大量清水或者肥皂水冲洗叮咬部位。

3. 用毛巾裹住冰袋冰敷。

4. 观察受伤宝宝至少 30 分钟，看他是否对毒液过敏。

5. 如果患儿出现严重肿胀、头晕、呼吸困难等情况，就是对毒液过敏。这时候如果有肾上腺素注射笔，请及时使用，并尽快就医。

注意：蜜蜂蜇伤后切忌挤压蜇咬处，否则可能会使更多毒液进入血液中。

蜱虫咬伤

1. 立刻用镊子或者除蜱工具紧紧贴着皮肤捏住蜱虫的嘴部或头部。

2. 直接向外牵拉蜱虫，不要扭转或挤压它的身体。持续牵拉蜱虫直到皮肤皱起，然后再等几秒钟，蜱虫就会松开皮肤。

3. 用自来水（如果有肥皂水更好）冲洗咬伤部位。

4. 如果所在的地区是蜱媒疾病流行区，请务必就医检查。如果可以的话，将蜱虫放在一个塑料袋内，交给医务人员。

雾霾

雾霾天气需减少外出，外出尽量佩戴防霾口罩。若没有外出，尽量不给宝宝戴口罩（尤其是防雾霾口罩），不然有可能造成宝宝呼吸不畅，严重的甚至会导致窒息。

雾霾天的危害

雾霾天主要污染物：PM2.5（直径 ≤2.5 微米的颗粒物）和大量的病菌、细菌。PM2.5 很容易进入呼吸道、支气管，干扰肺部的气体交换，容易诱发哮喘、支气管炎和心血管病等疾病，病菌容易让病情反复。尤其是年龄较小的宝宝，呼吸系统发育不成熟，极易被雾霾"突袭"，患有过敏、哮喘等疾病的宝宝更要注意。

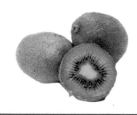

雾霾天外出如何防护

雾霾天外出时要给宝宝佩戴具有防雾霾作用的口罩。需要说明的是，雾霾天尽量不要带宝宝外出，因为虽然口罩有防雾霾作用，但给宝宝戴口罩，有可能造成宝宝呼吸不畅，严重的甚至会导致窒息。

让宝宝远离室内雾霾——二手烟

二手烟环境对室内空气的污染较严重，会产生大量的 PM2.5 及有毒有害物质，对宝宝的危害较大，增加呼吸道感染、白血病等发病概率。因此，应让宝宝远离二手烟。

饮食可降低雾霾导致的氧化损伤

饮食上，目前缺乏相关研究数据表明哪种食物或哪些营养素能够对抗雾霾。但均衡的饮食可以提升宝宝的免疫力，可能会降低雾霾造成的机体损伤，注意富含维生素 C、β - 胡萝卜素等食物的摄入，比如，猕猴桃、橙子、胡萝卜、番茄、西蓝花、绿叶蔬菜等，来降低雾霾导致的氧化损伤。

平时注意让宝宝获得充足的维生素 A、维生素 D，以提高宝宝呼吸道的免疫力，预防病菌、细菌导致的呼吸道感染、气管炎、肺炎、哮喘等疾病。

儿童常用急救方法

　　如今，宝宝因为意外伤害死亡的比率逐年上升。为了让意外伤害远离宝宝，每个爸爸妈妈在增强安全意识的同时，还要学习相关的意外防护与急救知识。

止血方法

　　常用的止血方式有两种，一种是直接压迫止血法，另一种是止血带止血法。

直接压迫止血法

　　1. 用干净的敷料（如纱布）盖在伤口上。用手指的平坦处或手掌直接压迫敷料。

　　2. 如果仍然出血，则在第一块敷料上再盖上一块敷料并增加按压力度。注意不要将前一块敷料拿掉，再换新纱布，因为这样可能会使已经形成的血痂脱落，加重出血，可以直接用新的敷料压在旧的敷料上。

　　3. 持续按压伤口，直到其停止流血，如果不能持续按压伤口，可以在敷料上紧紧地缠一条绷带，将敷料固定在伤口上。

止血带止血法

　　1. 最好使用现成的止血带，如果没有，可以用一条布条（宽度超过2.5厘米）当止血带。

　　2. 将止血带缠在伤口上方大约5厘米处，拉紧止血带，直到伤口不再出血。

　　3. 用绷带或布条充当止血带的话，将绷带末端系在一根小棒（棒状物，如笔）上。转动小棒以拧紧止血带，持续拧紧，直到血止住。最后固定住小棒，防止止血带松动。

　　4. 记录止血带的开始使用时间，并尽快寻求医疗救助，在专业医护人员接管伤者前，不要拿掉止血带。

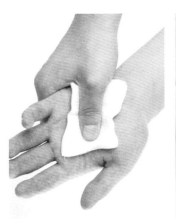
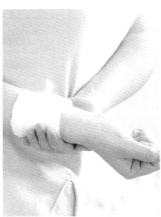
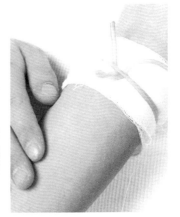

心肺复苏术

心肺复苏术，简称为 CPR，其中包括胸外按压和人工呼吸，胸外按压的主要作用是恢复血液循环，人工呼吸的主要作用是恢复通气。心肺复苏术中最重要的一个环节——快速用力按压胸部。通过按压胸部，可以将血液泵向脑部和心脏。

有统计数据表明，对呼吸心搏骤停患者立即进行心肺复苏，能够提高生存概率。

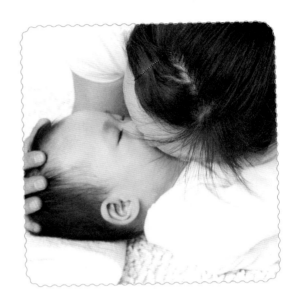

不同年龄的急救方法		
	婴儿心肺复苏（0~1 岁）	**幼儿心肺复苏（1~8 岁）**
胸外按压	让婴儿仰面平躺，将多余的衣服脱掉，一只手的 2 根手指放在两个乳头连线中点的正下方，垂直向下按压，幅度大约为 4 厘米，速度为每分钟 100 次左右。	同样让幼儿仰面平躺，将多余的衣服脱掉，将一只手的掌根放在胸骨的下半部，垂直向下用力、快速按压，幅度约为 5 厘米，速度约为每分钟 100 次。每次按压后，要让胸部回弹至正常位置。
打开气道	一只手放在前额上，另一只手放在颏部（下巴的位置），让宝宝的头向后仰起，并提起颏部，打开气道。	一只手放在前额上，另一只手放在颏部，提起，让宝宝的头向后仰起，打开气道。
人工呼吸	保证气道开放的同时，深吸一口气后，用嘴盖住婴儿的鼻子和嘴，进行 2 次人工呼吸。速度与间隔次数与幼儿心肺复苏相同。	保证气道开放的同时，捏住幼儿的鼻子，吸一口气向幼儿的嘴中吹两次气，每次吹气 1 秒。吹气的成功标志是看到幼儿胸廓隆起。一般进行 30 次胸部按压，之后进行 2 次人工呼吸。

适用情况

1 心脏骤停：新生儿窒息、婴儿猝死综合征、严重肺炎、心肌炎、心力衰竭等会导致心脏呼吸骤停，需要进行心肺复苏。

2 呼吸循环功能停止情况：喉痉挛、喉梗阻、气管异物、胃食管反流及呼吸衰竭导致呼吸循环不畅的情况，需要进行心肺复苏。

海姆立克急救法

海姆立克是一种利用肺部残留气体，形成气流冲出异物的急救方法。

急救方法

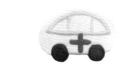

婴幼儿

能一只手抱得动的婴幼儿，反向抱着宝宝，一只手捏着宝宝的颧骨，手臂贴着宝宝的前胸，尽量打开气道，方向朝前下方；另外一只手掌根用力叩击宝宝后背正中央，连续叩击 3~5 次，大部分异物能吐出来。

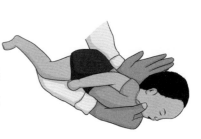

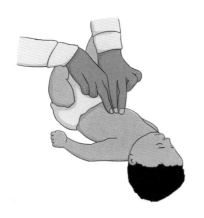

5 次压胸法：如果堵塞物仍未排除，实施 5 次压胸法。使患儿仰卧在坚硬的地面或床板上，或使患儿躺在抢救者的两大腿上，面朝前。抢救者以两手的中指或食指，放在患儿胸廓下和脐上的腹部，快速向上冲击压迫，直至异物排出。

大龄儿童

当宝宝年龄较大时，一般使用跟成人一样的海姆立克法。即常说的"剪刀石头布"方式：施救者站在宝宝背后，脐上两横指（剪刀）位置，施救者一手握拳（石头），一手包住握拳的手（布），冲击式地按压宝宝的腹部，造成腹部压力，使得异物排出。

适用情况

1 呼吸道异物：用于呼吸道异物的排出，主要用于呼吸道完全堵塞或严重堵塞的患儿。

2 溺水：用于抢救溺水患儿，以排除其呼吸道的液体。

附录
家庭应急小药箱

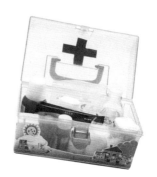

宝宝 6 个月以后，从母体获得的抗体物质下降，且逐渐被消耗殆尽，宝宝就容易生病。随着宝宝的长大，会爬、会走、会跑之后，更容易磕碰。所以有小宝宝的家庭，应该要常备一些急救药品和用品，以备不时之需。

口 服 药

乳果糖：防治便秘。

对乙氨基酚混悬液、布洛芬儿童用混悬液：用于小儿急烧 38.5℃以上的退热。但特别声明，发热同时伴随其他症状，不明原因的或者连续服用两次不见退热的，须立即就诊。

口服补液盐Ⅲ：适用于腹泻呕吐。

西替利嗪、氯雷他定（儿童版）：适用于皮肤瘙痒、过敏性鼻炎。

外 用 品

生理盐水鼻喷剂、生理盐水滴鼻剂、吸鼻器：适用于较低龄儿童鼻塞流涕。

洗鼻壶和洗鼻盐：适用于能配合的较大龄儿童及成人鼻塞流涕。

炉甘石洗剂、外用可的松软膏 [0.05% 地奈德乳膏、0.1% 丁酸氢化可的松、0.1% 糠酸莫米松乳膏]：适用于皮肤瘙痒。

凡士林：适用于皮肤干燥。

氧化锌软膏：适用于婴幼儿红臀。

体温计（电子体温计、耳温计）：适用于对体温的测量。

宝宝用药常识

切忌过度用药，过度治疗

家长希望宝宝能得到及时的治疗，不要让孩子的病情加重，这是情理之中的。但事实上，在疾病的初期没有任何一个症状能准确提示这个病肯定会加重，这就是为什么医生不过早用药、不过度治疗的原因。

如果医生在评估宝宝检查后的各项指标，建议"继续观察"时，家长安心"等待"即可，这是给宝宝发挥自身免疫力的机会。比如宝宝早期的发热只是上呼吸道感染，通过保证摄入充足的液体来湿化气管，就可以得到缓解和自愈。当然在治疗过程中，感染确实有发展成肺炎的可能，但医生不能因为这很小的可能性就直接给宝宝按肺炎治疗。如果宝宝的病情确实严重，医生一定不会懈怠。

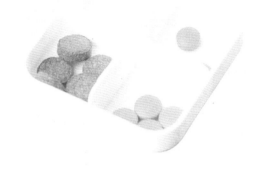

遵守用药剂量

"多吃药，好得快"是一种不科学的认识。药的效果和剂量有密切关系：剂量不足，达不到治疗目的；剂量过大，反而会产生副作用，甚至中毒，不利于身体健康。因此，给宝宝用药一定要慎重，要严格地遵照医嘱，不要擅自更改用药剂量。

哪些药物容易有副作用

专家指出：任何一种药物都有副作用，但因每个人对药物的耐受程度不同，副作用也不一定会发生。但如果宝宝吃药有任何异常的反应，请立刻咨询医生。一旦确定是药物引起的副作用，爸爸妈妈必须记录以下信息：药物名称、使用的剂量，以及副作用产生的反应。每次就医时皆须主动告诉医生，以免宝宝再次受到伤害。

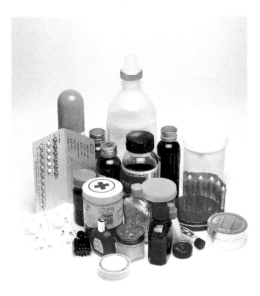

不是所有的病都必须要去医院

很多家长急急忙忙带着刚生病的宝宝来医院，有的宝宝甚至只是小毛病或不适。其实并不是所有的病都必须要去医院的。如果是一些比较轻微的病症，比如普通感冒，不太严重的发热或者短期的腹泻等，这些病症不需要去大医院就诊。因为大医院排队就需要很长时间，而且人多，空气不好，很容易导致宝宝交叉感染。

怎么确定是否要带宝宝去医院

总的原则是宝宝和平时不一样了，有了异常情况。宝宝不会伪装，哪怕不咳不发热、精神萎靡、不玩不笑都是异常情况，需要去医院。宝宝病情变化快，也是需要重视的。今天白天还好好的，也许晚上就加重了，这也是晚上急诊患者多的原因。但一旦接受了正确的治疗，好得也快。

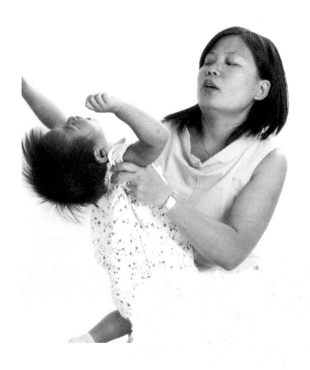

- 有任何异物进入体内，必须立即去医院。
- 误服了有害的药物、毒物，立即去医院。
- 皮肤烫伤，起水疱，面积超过小手掌大。
- 外伤，可能较重，感觉有内脏受伤、骨骼受伤的。
- 呕吐、发热、腹泻、咳嗽有加剧趋势，合并呼吸困难、咳喘憋气、口周青紫、少尿无尿、皮肤干燥，需立即去医院。
- 呕血、便血、抽搐、两眼上翻、牙关紧闭、意识不清，需紧急送医院。
- 宝宝不停地哭，如果家长感觉他比平时哭得多，或哭声听上去不正常，都要带宝宝去医院看医生。
- 没有明确原因的异常烦躁、易怒、哭闹、尖叫。
- 出现不明原因的疹子，尤其是伴有发热的话。